AF299124

DU

GENU VALGUM

CHEZ L'ADOLESCENT

PAR

Louis de SANTI,

Docteur en médecine de la Faculté de Paris,
Aide-major stagiaire au Val-de-Grâce.
Lauréat de l'Ecole de médecine de Toulouse.

PARIS

A. PARENT, IMPRIMEUR DE LA FACULTÉ DE MÉDECINE

RUE MONSIEUR-LE-PRINCE 29-31

1876

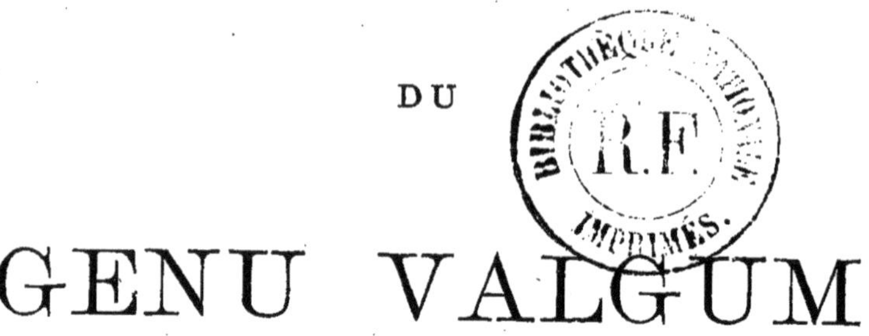

DU
GENU VALGUM

CHEZ L'ADOLESCENT

PAR

Louis de SANTI,

Docteur en médecine de la Faculté de Paris,
Aide-major stagiaire au Val-de-Grâce.
Lauréat de l'Ecole de médecine de Toulouse.

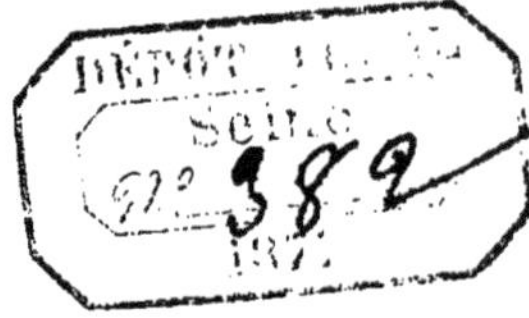

PARIS
A. PARENT, IMPRIMEUR DE LA FACULTÉ DE MÉDECINE
RUE MONSIEUR-LE-PRINCE 29-31

1876

A MON PÈRE

MON PREMIER MAITRE

A MON ONCLE A. VIGUIER

Intendant militaire du 17ᵉ corps d'armée,
Commandeur de la Légion d'honneur.

A MA FAMILLE

A MON EXCELLENT AMI

M. G. GONYN

De Santi.

A M. LE DOCTEUR Léon COLIN

Professeur à l'École du Val-de-Grâce,
Membre de l'Académie de médecine.

A M. LE DOCTEUR Simon DUPLAY

Agrégé de la Faculté de médecine,
Chirurgien de l'hôpital Saint-Louis.

A MON PRÉSIDENT DE THÈSE

M. LE PROFESSEUR DOLBEAU

GENU VALGUM

CHEZ L'ADOLESCENT

INTRODUCTION.

Les difformités et les déviations spontanées ont, de tout temps, préoccupé les chirurgiens, si bien qu'il serait difficile aujourd'hui de trouver quelque point inexploré de leur étude. Toutefois, il est à remarquer que les investigations ont rarement été fructueuses et que les observateurs, bien qu'ils soient arrivés souvent à des procédés thérapeutiques utiles, n'ont pas encore éclairé l'étiologie ni la pathogénie de ces difformités.

Ce retard dans la connaissance exacte d'une importante partie de la pathologie provient des difficultés mêmes du sujet, difficultés auxquelles nous nous sommes heurté souvent dans le cours de ce travail. En effet, les déformations spontanées ne s'accompagnent jamais de phénomènes morbides; elles se produisent lentement, sans cause appréciable, sans retentissement; elles se terminent rarement par la mort, et par conséquent privent le chirurgien des lumières de l'autopsie; souvent, enfin, elles se forment à l'abri des investigations, durant l'évolution fœtale. Dans de telles conditions, il est facile de concevoir que l'observation ait peu fourni de renseignements; les hypothèses et les théories sont intervenues pour une large part. Il est vrai que la physiologie et l'expérimentation ont souvent appuyé les inductions des théoriciens, mais la pathogénie des difformités n'en est pas moins restée assise sur des bases incertaines.

C'est surtout pour les difformités des membres que règne l'obscurité. Que de travaux ont été faits sur le pied bot sans pouvoir encore en expliquer sûrement le mécanisme! Au contraire, fort peu de chose a été dit sur les déformations spontanées du genou. Considérées tantôt comme primitives, tantôt comme consécutives au rachitisme, elles étaient abandonnées aux orthopédistes, lorsque M. Delore (1) vint en 1874, donner son actualité à la question en décrivant un nouveau procédé de traitement du genu valgum.

Le genou valgum est en effet la difformité la plus fréquente du genou; curable dans la majorité des cas, elle offre, au double point de vue de sa production et de sa thérapeutique, un champ d'étude attrayant et pratique; aussi n'avons-nous pas craint d'ajouter une contribution personnelle aux travaux qui ont été publiés à ce sujet, trop heureux si nous pouvions les grossir de quelques considérations utiles.

(1) Communication à la Société de chirurgie de Paris. 11 février 1876.

Nous remercions ici M. P. Tillaux et notre maître, M. S. Duplay, pour les conseils qu'ils nous ont si généreusement donnés, pour les connaissances que nous avons puisées dans leur expérience et pour la bienveillance avec laquelle ils ont accueilli nos efforts.

EXPOSITION DU SUJET.

La difformité qui porte le nom de genu valgum est unilatérale ou bilatérale ; mais, avant de nous engager dans son étude, il nous semble prudent de la définir. Le problème n'est pas difficile à résoudre, car les expressions populaires de genou en dedans, genou cagneux, sont des définitions toutes trouvées : « Le genu valgum est la déviation angulaire du genou eu dedans. »

On voit d'après cette définition que nous aurons plus souvent affaire à un symptôme d'une maladie qu'à une maladie véritable. En effet, le genou en dedans se présente comme conséquence d'une foule d'affections chirurgicales, telles que fracture articulaire ou juxta-articulaire, luxation, tumeur blanche.

Nous ne nous occuperons point ici de ces déformations secondaires dont le mécanisme est facile à saisir, mais nous restreindrons notre sujet à certaines déviations qui se produisent en dehors des traumatismes ou des maladies chirurgicales communes ; c'est à ces cas que nous appliquerons la description d'un vieil auteur allemand : « Ce sont des déviations considérables e la direction naturelle des jambes, plus ou moins approchantes de l'arc, sans préjudice de la mobilité de l'articulation et sans gêne de la marche. » (1).

Or, trois variétés différentes se présentent avec ces caractères :

1° La déviation du genou en dedans, qui se produit chez les enfants sous l'influence du rachitisme ;

3° Celle qu'on observe chez l'adulte ou le vieillard dans l'arthrite sèche ;

3° Une déformation spontanée survenant dans l'adolescence.

La déviation sénile du genou a, depuis longtemps, été différentiée des [autres variétés : c'est un symptôme de l'arthrite déformante dont l'étude ne peut nous offrir qu'un intérêt secondaire.

Quant aux deux autres variétés, elles ont été malheureusemsnt et sont encore confondues bien souvent.

Cependant que de différences entre elles ! L'une, manifestation diathésique, se produit dans la première enfance ; l'autre, affection primitive, spontanée, n'apparaît que durant l'adolescence, de 10 à 20 ans, alors que le squelette est à l'abri des atteintes du rachitisme. Cette distinction étiologique est fondamentale, mais ce n'est pas la seule.

Considérons par exemple le membre inférieur d'un sujet atteint de genu valgum idiopathique ; c'est un adolescent dont les fémurs n'ont pas la courbure normale, les cuisses sont régulières, la crête du tibia est droite, les membres sont bien proportionnés ; seul, le

(1) Johan Samuel Naumburgs. Abhandlung von der Beinkrummung (Traité de la courbure des jambes, etc.; Leipzig, 1796).

plan général de l'articulation est dévié en haut et en dehors, de telle sorte que le genou se porte en dedans.

Prenons, au contraire, un enfant rachitique, chez lequel les jambes, au lieu de se tourner en dedans, comme c'est l'habitude, se sont portées en dehors; ici les fémurs sont incurvés, les jambes tordues et racourcies : l'axe tout entier du membre s'est contourné et replié sur lui-même pour faire saillir les genoux en dedans. Dans le premier cas, le mouvement s'est passé dans les épiphyses, les diaphyses restant intactes ; dans le second, la courbure s'est opérée tout entière dans les diaphyses, et les épiphyses du genou n'ont pas subi de déformation. Le premier cas était un genu valgum spontané, le second n'était qu'une déviation rachitique.

Voilà une distinction anatomique des deux variétés ; mais doit-on lui accorder une valeur absolue? M. J. Guérin (1) admet que le rachitisme peut, en l'absence de toute courbure du tibia et du fémur, se manifester par un affaissement cunéiforme de l'épiphyse tibiale supérieure. Nous avons souvent recherché cette déformation cunéiforme et nous avons pu, dans un cas, en supposer l'existence chez un enfant (obs. n° 1), mais à coup sûr, elle est bien peu fréquente, car sur les enfants rachitiques ou les squelettes de rachitiques que nous avons examinés, nous ne l'avons pas constatée de nouveau ; dans l'immense majorité des faits, la cagnosité est produite par un mouvement de bascule du fémur (Delore) ou une courbure du tibia sans déformation épiphysaire.

(1) Rapport sur les traitements de M. Guérin, par une Commission (1848).

Ce fait a été constaté aussi dans une autopsie de rachitique par Saurel (1) qui dit que le genou cagneux était
uniquement produit par une incurvation des diaphyses,
les extrémités osseuses n'étant pas modifiées ; c'est encore l'opinion de M. Bouvier et on peut s'en rendre
compte par l'examen des squelettes de rachitiques dé-
posés dans nos musées. Au Val-de-Grâce, par exemple,
on peut voir plusieurs pièces provenant du cabinet de
M. Bouvier, dans lesquelles les articulations fémoro-ti-
biales sont absolument régulières, malgré l'énorme déviation des genoux en dedans.

Nous pouvons donc maintenir, en thèse générale, ce
fait que le genu valgum de l'adolescent diffère de celui de l'enfant autant anatomiquement qu'étiologi-
quement, l'un étant le résultat d'une déformation épiphysaire, l'autre, d'une courbure diaphysaire.

Le but limité de ce travail nous empêche de faire une
étude plus approfondie du genou en dedans des rachitiques ; c'est à l'affection idiopathique, au genu valgum
des [adolescents, moins bien connu dans son essence,
que nous avons consacré notre sujet.

ETIOLOGIE ET PATHOGENIE.

Le genu valgum spontané n'est pas une difformité
congénitale ; malgré son analogie avec le pied bot, elle
est toujours acquise, et le fait cité par Servier (2), de
déviation latérale congénitale des genoux, peut passer
pour une exception.

(1) Saurel. Thèse de Paris, 1872.
,2)Servier. Gazette hebdomadaire, 5 avril 1871.

La difformité est donc acquise, et c'est dans l'adolescence, de 10 à 20 ans, qu'elle apparaît; voilà le fait le plus certain de son histoire.

Le sexe n'a qu'une influence peu marquée ; cependant le genu valgum est un peu plus fréquent chez les garçons que chez les filles, ce qui tient sans doute à ce que les premiers sont soumis de bonne heure à des travaux plus fatigants, à des professions plus rudes que les filles. Quant à la fréquence absolue du genu valgum, M. Delore (1) a trouvé que, sur 3 années où 14,895 conscrits avaient été examinés dans le département du Rhône, il y avait eu 15 exemptions pour ce motif, soit 1 cagneux sur 1,000 environ. Cette statistique, quoique renfermant les déviations rachitiques et spontanés du genou, est trop faible, parce que la grande majorité des cagneux est acceptée dans l'armée.

Nous avons vu que le genu valgum spontané survient à un âge où le rachitisme a disparu; cependant on a voulu attribuer à cette diathèse une influence preponderante, directe ou indirecte, sur les déviations du genou des adolescents. Cette influence ne saurait exister ; si on l'a admise, c'est qu'on a vu quelquefois des déviations spontanées du genou survenir chez des enfants au-dessous de 10 ans : tel est le cas observé par M. Guéniot (2) chez un enfant de 4 ans non rachitique et jouissant d'une santé parfaite. Les faits de ce genre sont exceptionnels, mais ils existent réellement; comme

(1) Delore. Société de chirurgie, 11 février 1874.
(2) Société de chirurgie, 11 février 1874.

l'a dit M. Gosselin (1), les maladies des adolescents ne leur sont pas spéciales, elles se rencontrent plus souvent chez eux que chez l'adulte ou l'enfant ; mais elles peuvent devancer l'adolescence ou apparaître tardivement. C'est ainsi qu'on observe quelques rares déviations du genou au-dessous de l'âge de 10 ans, sans pour cela qu'il y ait rachitisme. Par contre, certains faits de genu valgum rachitique survenus durant l'enfance ont été pris pour des déviations spontanées analogues à celle de l'adolescent ; ici le rachitisme a passé inaperçu pour l'observateur, et on conçoit aisément que des confusions de ce genre aient pu obscurcir l'histoire étiologique du genu valgum. C'est surtout lorsque les atteintes du rachitisme ont été légères, lorsque la diathèse n'a imprimé aux os longs et au rachis que des courbures légères, lorsque le genu valgum s'est produit suivant le mécanisme de l'affaissement cunéiforme du plateau tibial décrit par M. J. Guérin, c'est alors qu'on est tenté de croire à la spontanéité de la maladie ; mais qu'on cherche bien, on trouvera disséminées sur le squelette les traces du rachitisme. En voici un exemple remarquable :

Obs. I (personnelle). — Genu valgum rachitique, en apparence spontané.

Le nommé Eugène D...., âgé de 16 mois, est apporté le 5 octobre 1876 à la consultation de l'hôpital Saint-Louis (service de M. S. Duplay). Cet enfant présente un double genu valgum dont le début remonte à six mois ; au premier aspect il semble d'une robuste constitution ; il n'a eu d'autre maladie que la coqueluche ; cependant il est anémique ; sa mère

(1) Gosselin. Clinique chirurgicale, vol. I.

offre les attributs du tempérament strumeux ; il présente en outre une hernie ombilicale.

A l'âge de 10 mois, époque à laquelle il commença à marcher, ses parents remarquèrent que ses genoux avaient de la tendance à se porter en dedans ; cette déformation s'est accentuée de plus en plus, à gauche principalement.

Aujourd'hui l'on constate que les membres inférieurs ne sont plus parallèles ; dans l'extension, les malléoles internes sont séparées par un intervalle de 4 centimètres ; le genou gauche est beaucoup plus dévié que le droit. Les tibias, longs de 15 centimètres, paraissent bien conformés ; il n'y a pas non plus de courbure appréciable des fémurs.

L'aspect est donc celui du genu valgum idiopathique, mais en examinant le dos de l'enfant, nous remarquons que sa colonne vétébrale est, dans la région dorsale, assez fortement courbée vers la gauche et que ses côtes gauches, aplaties transversalement, font en arrière une saillie beaucoup plus considérable qu'à droite. L'enfant est donc rachitique.

Séance tenante on pratique le redressement brusque ; aucun craquement ne se fait entendre, aucune rupture ne se produit, mais en vertu de leur élasticité et sans doute aussi de leur altération rachitique, les os finissent par reprendre leur direction normale.

Une double gouttière plâtrée est appliquée aussitôt afin d'immobiliser le membre depuis les pieds jusqu'à la racine des cuisses.

Certes, cet enfant, sans le paraître au premier abord, était rachitique : la courbure de sa colonne vertébrale, le redressement des genoux obtenu sans rupture, prouvent bien que, malgré leur apparente bonne conformation, les os étaient altérés. Mais devons-nous conclure de là, avec certains auteurs, qu'il peut exister un rachitisme tardif localisé aux extrémités osseuses du genou expliquant la production du valgus des adolescents ? Non ; car, dans l'observation que nous venons de citer, il n'y avait pas seulement une déviation des genoux, il y avait aussi une déformation du thorax, il y avait des manifestations multiples, quoique légères, de la dia-

thèse rachitique qu'on n'observe pas chez les adolescents; or, notre esprit se refuse à concevoir un rachitisme attardé qui n'aurait qu'une seule manifestation
locale; le rachitisme ainsi dévié dans sa marche et
retardé dans son explosion ne serait plus le rachitisme.

Un dernier fait a contribué à obscurcir l'histoire des
rapports du genou valgus des adolescents avec le rachitisme : c'est qu'il peut arriver qu'un sujet rachitique
dans son enfance et guéri de son rachitisme devienne
genu valgum dans son adolescence. Le rachitisme ne
préserve pas du genu valgum idiopathique; au contraire, la modification de stabilité imprimée au corps par
le rachitisme tend à favoriser ultérieurement le dévelop
pement du valgus; mais la diathèse n'agit ici que
comme une cause prédisposante toute locale. — Nous
citons dans l'observation n° 10 un exemple de cet ordre;
on y voit que la déformation s'est produite longtemps
après l'extinction du rachitisme, alors que la jeune fille
se trouvait dans des conditions de santé brillante (Voi
page 75).

Il semble d'ailleurs que le genu valgum des adolescents recherche pour se produire les terrains hygides;
c'est presque toujours chez les individus vierges ou très-
peu entachés de scrofule qu'il se manifeste. Le plus
souvent nous l'avons observé chez des adolescents d'une
santé et d'une vigueur surprenantes, dont le teint coloré
et les membres robustes contrastaient étrangement
avec l'aspect lymphatique, la face hâve et la pâleur des
enfants rachitiques. Cela vient à l'appui de notre opi-

nion, que le genu valgum des adolescents est une maladie d'exubérance vitale, de nutrition exagérée.

Cependant, il existe un état diathésique qui nous a semblé favoriser la production du genu valgum chez les adolescents, c'est l'arthritisme dans ses formes diverses : goutte, gravelle, rhumatisme. herpétisme ; les observations 5 et 7 sont des preuves de ce fait. — Nous pensons donc que l'arthritisme, sans doute à cause des manifestations articulaires qu'il tend à provoquer, est une cause prédisposante du genu valgum ; peut-être, dans certains cas, les phlegmasies articulaires elles-mêmes deviennent-elles la cause occasionnelle de la difformité (exemple l'observation n° 2).

Quoi qu'il en soit de l'origine diathésique du genu valgum, la majorité des auteurs qui se sont occupés de la question a cherché dans des causes purement locales le point de départ de la déformation.

Les raisons anatomiques furent invoquées les premières. Nous savons que le fémur, grâce à l'inclinaison du col sur son corps, possède une position oblique de haut en bas et de dehors en dedans ; sa direction fait avec l'axe de la cuisse un angle aigu plus grand chez la femme que chez l'homme. D'un autre côté, la surface articulaire du tibia, le plateau tibial se trouve dans un plan horizontal ; pour reposer exactement sur ce plan, l'extrémité inférieure du fémur a besoin d'un condyle interne plus long que l'externe ; c'est ce qui a lieu en réalité. — Il résulte de cette disposition que le fémur forme avec le tibia un angle à sinus externe, bien que le plan de l'articulation soit horizontal. On a pensé dès ors que nous sommes normalement cagneux, et qu'il suffit d'une simple exagération de l'angle normal pour être genu valgum. Cette opinion, qui se trouve exprimée dans un article de M. Panas (1), nous paraît erronée; car, dans l'angle normal, le fémur seul est oblique, le tibia reste vertical; l'exagération de cet angle ne pourrait donc être obtenue que par le développement exagéré des hanches; or, ce n'est pas ce qui se produit dans le genu valgum, où la difformité est causée par l'obliquité des tibias.

On a pensé ensuite à faire intervenir des causes mécaniques capables d'agir excentriquement sur les jambes. Il est bien évident que la marche prématurée, le mauvais emmaillotement des enfants ou la manière dont il sont portés par les nourrices (Mellet) ne peuvent plus, à l'époque de l'adolescence, être invoqués comme causes de la déviation des jambes; mais les auteurs attribuent généralement une influence considérable aux marches excessives, aux fatigues professionnelles, au transports des fardeaux, aux exercices violents, aux tiraillements et surtout au relâchement du ligament latéral interne du genou.

Pour ce qui est des causes physiques et surtout des fatigues professionnelles ou autres, leur influence est évidente; pour n'en citer qu'un exemple, les ouvriers dont la profession exige le travail d'une seule jambe deviennent fréquemment cagneux de cette jambe, tels sont les tourneurs, les tisseurs, les frotteurs d'appartements, etc... Il suffit d'ailleurs de jeter un coup d'œil

(1) Dictionnaire de Jaccoud, art. Genou.

sur nos observations pour s'assurer de la fréquence
d'une cause physique de cet ordre dans le genu valgum.
Mais il ne faut pas croire que ce soit par des pressions
que se déforme le genou ; les causes que nous avons
énumérées ne font que favoriser la production de la difformité en augmentant l'irritabilité fonctionnelle du
cartilage épiphysaire inférieur du fémur, car c'est l'exagération de l'activité ostéogénique de ce cartilage qui
constitue le genu valgum. Nous reviendrons plus loin
sur ce mécanisme.

Quant à l'existence d'un relâchement du ligament
latéral interne et des ligaments croisés, cette opinion a
été admise dans l'étiologie du genu valgum par Malgaigne (1), Ollier (2), Billroth (3) et par M. Dubrueil (4).
L'autorité de ces noms est trop grande pour que nous
repoussions d'emblée leur hypothèse. Nous ferons remarquer toutefois que certaines autopsies dans lesquelles on a trouvé ce relâchement, par exemple celle
de Saurel (5), étaient des auptosies de rachitiques et
qu'il n'est pas rare de trouver dans le rachitisme des
altérations à la fois ligamenteuses et osseuses. D'un
autre côté, il se peut que le relâchement du ligament
latéral interne soit consécutif au genu valgum et qu'il
ne soit que le résultat des tiraillements, des entorses
fréquentes auxquelles sont sujets les genoux cagneux.

(1) Malgaigne. Traité d'orthopédie. Paris, 1862.
(2) Ollier. Gazette médicale de Lyon, 1861, p. 344.
(3) Billroth. Pathologie chirurgicale générale.
(4) Dubreuil. Cours d'orthopédie (Journal de l'École de médecine,
74).
(5) Saurel. Loc. cit.

— Pour nous, sur les adolescents que nous avons examinés, nous n'avons jamais pu constater, en dehors des cas d'entorse (Observ. n° 4), l'existence de mouvements anormaux dans le genou, mouvements qui seraient la conséquence inévitable d'une élongation des ligaments ; il y avait bien quelques mouvements latéraux dans la demi-flexion, mais ces mouvements existent à l'état physiologique ; ils sont le résultat de l'imperfection normale du ginglyme fémoro-tibial.

Que faut-il penser de la rétraction du ligament latéral externe et du fascia lata ? J. Guérin, Billroth lui-même, attribuent à ces altérations une grande part dans la production du genu valgum. Cependant, il ne nous a jamais été possible de sentir ces rétractions sur le vivant, et on ne les a pas constatées sur le cadavre ; il est à craindre que les partisans de la rétraction ligamenteuse ne se soient laissé tromper par l'aspect normal du ligament latéral externe qui est toujours plus épais, plus fort, plus arrondi que l'interne.

Arrivons à la théorie des actions musculaires, développée et soutenue de nos jours par Duchenne (de Boulogne) (1) ; elle est basée sur les données suivantes : le biceps, que M. Palasciano (2) appelle muscle rotateur de la jambe, a pour effet, non-seulement de fléchir le genou, mais surtout de faire tourner la jambe sur son axe en la portant en dehors. Cette action, qui s'exerce autant que lo permet l'imperfection de la trochlée fémoro-tibiale, tend à faire saillir le genou en dedans, à

(1) Duchenne (de Boulogne). Physiologie des mouvements.
(2) Palasciano. Du muscle rotateur de la jambe. Lyon, 1847.

produire un genu valgum physiologique; mais elle est contrebalancée par l'antagonisme des muscles de la patte d'oie. Tant que l'action tonique de ces deux groupes musculaires sera équilibrée, le genou conservera sa forme normale, mais que l'action du biceps devienne plus forte que celle des muscles de la patte d'oie, il se produira un genu valgum. Le genu varum se produirait par un mécanisme tout opposé.

En résumé, pour Duchenne (de Boulogne) le genu valgum est le résultat de la prédominance de l'action du biceps sur celle des muscles de la patte d'oie; or cette prédominance peut être réalisée par la contracture du biceps ou l'insuffisance musculaire du groupe interne.

C'est à l'hypothèse d'une contracture du biceps que la plupart des auteurs ont ajouté foi, tels Bonnet (de Lyon) (1), J. Guérin et M. Verneuil (2). A l'appui de son opinion, Duchenne cite même un cas dans lequel il a trouvé le tendon du biceps hypertrophié. Cependant, plusieurs raisons nous empêchent de considérer la contracture du biceps comme la cause du genu valgum des adolescents; d'abord, et c'est là notre meilleur argument, il ne nous a jamais été possible de constater d'une manière évidente cette contracture; les jeunes gens que nous avons examinés n'avaient jamais souffert de leur biceps, n'avait jamais été gênés dans leur marche Ensuite, nous croyons que beaucoup d'auteurs ont été illusionnés par ce fait qu'à l'état normal la corde tendi-

(1) A. Bonnet. Traité des sections tendineuses.
(2) Verneuil. Société de chirurgie, 11 février 1874.

De Santi.   2

neuse du biceps est sensible sous la peau ; ils ont pris pour une contracture ce qui n'est que la tension physiologique du muscle. En effet, la position naturelle de l'articulation du genou n'est pas l'extension droite, c'est une position légèrement fléchie dans laquelle le fémur fait avec le tibia un angle de 160°; dans cette dernière position tous les muscles sont relâchés et on ne sent aucune corde tendineuse sous la peau. Mais si l'on porte le genou dans l'extension absolue, non-seulement le biceps, mais tous les muscles postérieurs de la cuisse (demi-tendineux, demi-membraneux) sont tendus et forment sous la peau des cordes d'autant plus sensibles que le sujet est plus maigre. Il est très-aisé de se rendre compte de ces faits sur un genou normal ou bien encore chez un sujet dont une articulation est bien conformée, tandis que l'autre est en valgus ; dans ce dernier cas, on constate que les tendons sont également distendus dans les deux jarrets et que cette tension porte à la fois sur tous les muscles postérieurs de la cuisse.

D'ailleurs, le biceps étant rotateur de la jambe en dehors, sa contracture, en s'accompagnant d'un valgus, devrait amener une déviation de la pointe du pied en dehors; c'est généralement le contraire qu'on observe, le pied étant en varus et la pointe légèrement portée en dedans. Il suffit chez un genu valgum d'électriser le biceps pour voir se produire la rotation du pied en dehors, ce qui prouve bien que le muscle n'est pas contracturé et a conservé son intégrité fonctionnelle (Obs. n° 9).

Cependant il est des cas où la corde du biceps

nous a paru momentanément acquérir une tension
supérieure à la moyenne; c'est lorsque le cagneux
avait beaucoup marché ou s'était fatigué. Mais ce phénomène, dont il faut chercher l'explication dans un peu
d'irritation articulaire ou dans la fatigue musculair
seule, n'était jamais primitif et il disparaissait par un
repos au lit de quelques heures. On ne saurait donc le
considérer comme cause du genu valgum, d'autan
plus que, dans les cas dont nous parlons, la contracture
transitoire portait sur tous les muscles de la région fé--
morale postérieure, c'est-à-dire sur le demi-tendineux et
demi-membraneux, même sur le droit interne; or, nous
savons que le droit interne et le demi-tendineux sont
antagonistes du biceps.

Un dernier argument contre l'hypothèse d'une contracture du biceps dans l'étiologie du genu valgum est
tiré de l'inefficacité des sections tendineuses dans le traitement de la difformité (voir page 53).

La théorie de l'impotence fonctionnelle des muscles
de la patte d'oie est encore moins fondée que celle de la
contracture bicipitale. En effet, sans vouloir attaquer
l'existence de cette lésion encore si mal connue dans son
essence, l'impotence fonctionnelle des muscles, nous
poserons les objections suivantes:

Le biceps considéré comme abducteur et rotateur en
dehors de la jambe a pour antagoniste, non plus un
seul muscle, mais quatre muscles, le couturier, le droit
interne, le demi-tendineux et le poplité. Qu'un de ces
muscles devienne impotent, cela se conçoit, mais il res-
tera encore trois muscles dont la tonicité pourra cer-

tainement faire équilibre à celle du biceps. Il faudrait donc supposer, soit une lésion musculaire généralisée de quatre muscles qui n'ont entre eux que de faibles rapports anatomiques, soit (ce qui vaudrait mieux) une lésion de l'innervation de ces muscles ; mais ces quatre muscles prennent précisément leurs nerfs à des sources différentes, au crural, à l'obturateur interne, au grand sciatique, au tibial postérieur, et on ne peut supposer une lésion simultanée de ces quatre nerfs ou de leurs points d'origine.

Un chirurgien distingué, M. Pingaud (1), professeur agrégé au Val-de-Grâce, veut faire pour le genu valgum des adolescents, ce que M. Gosselin a fait pour le pied plat valgus douloureux ; il l'assimile à la tarsalgie. Suivant lui, la faiblesse native du ligament latéral interne et un affaiblissement ligamenteux, consécutif à la fatigue ou au poids dn corps, sont les causes primordiales de la difformité ; l'hypertrophie du condyle interne du fémur, la contracture musculaire seraient des phénomènes secondaires. Malheureusement le genu valgum des adolescents ne s'accompagne pas, comme la tarsalgie, de douleurs et d'ankylose et il ne présente pas, à l'autopsie, les lésions signalées par M. Gosselin.

La dernière explication du mode pathogénique du genu valgum, est celle qui invoque un vice de nutrition des épiphyses à l'époque de la croissance, vice de nutrition aboutissant à une difformité particulière du squelette de l'articulation. Nous trouvons cette théorie nettement exposée dans le travail de Saurel ; c'est celle

de M. le professeur Dolbeau (1) ; c'est celle aussi que
nous partageons, car elle nous semble s'appuyer également sur l'anatomie pathologique et sur l'observation
clinique, l'une nous montrant constamment l'élongation
du condyle interne du fémur dans le genu valgum,
l'autre nous rendant compte du mode de cette élongation. C'est sur cette théorie que nous insisterons parti-
culièrement.

On sait qu'à l'époque de la formation des os, si le
squelette du tarse est plus développé d'un côté que de
l'autre (sur le même pied), il se produit un pied-bot congénital par inégalité de hauteur des deux bords du pied.
Durant la croissance, lorsque les os se développent à
l'aide d'un cartilage épiphysaire, il peut survenir [dans
ce cartilage des troubles de fonctionnement qui modifient la symétrie relative des deux moitiés de l'extrémité osseuse la plus voisine ; ainsi se constitue une difformité acquise dont le mécanisme est analogue à celui
de la difformité congénitale que nous avons citée pré-
cédemment. Le pied-bot congénital et le genu valgum
des adolescents, dérivent donc du même mécanisme ;
seulement l'un est toujours une anomalie de formation,
l'autre une anomalie de développement. Nous ne pouvons mieux faire pour démontrer cette analogie que de
renvoyer à l'observation n° 6 ; c'est l'histoire d'une
jeune fille prédisposée aux asymétries osseuses qui,
née avec un double pied bot varus, a présenté un
genu valgum dans son adolescence.

Les cartilages épiphysaires des os longs, sont en effet,

(1) Cours de 1874-75.

les agents de l'accroissement en longueur des diaphyses et des épiphyses, et cet accroissement ne cesse qu'avec l'ossification des cartilages ; par conséquent le développement des condyles fémoraux se trouve sous la dépendance du cartilage épiphysaire inférieur du fémur, et si le condyle interne descend normalement plus bas que l'externe, cela provient d'une augmentation normale de l'activité nutritive dans la moitié interne du cartilage, peut-être aussi de la pression plus grande que le poids du corps exerce sur le condyle externe. (Cruveilhier.)

Supposons que, sous l'influence d'une cause quelconque, cette activité s'exagère ; il en résultera une poussée nutritive telle que le condyle interne prendra une longueur anormale, et que le tibia sera dévié en dehors : le genu valgum sera constitué. Consécutivement il y aura bien une élongation du ligament latéral interne, mais cette altération sera subordonnée à la déformation osseuse.

Pour M. Ollier, et M. Gosselin (1) partage son avis, ce ne serait pas une augmentation de l'activité ostéogénique de la moitié interne du cartilage, ce serait, au contraire, une ossification prématurée de la moitié externe qu'il faudrait invoquer pour l'interprétation du genu valgum. M. Ollier (2) fonde son opinion sur des observations qui lui ont démontré que l'irritation des cartilages épiphysaires arrête le développement des extrémités osseuses ; mais, dans ces observations, il y avait

(1) Clinique chirurgicale, 27 avril 1876 (leçon inédite).

irritation violente des cartilages épiphysaires; or, il faut bien distinguer les irritations violentes des irritations légères. Les premières modifient la nutrition du cartilage au point d'en amener l'ossification précoce; elles ont pour conséquence l'arrêt de développement de l'extrémité osseuse; les secondes ne produisent qu'une légère exagération fonctionnelle qui aboutit à l'hyperostose. — Ce dernier mécanisme est celui du genu valgum, car l'adolescence est l'âge des hypertrophies plutôt que des atrophies ou des arrêts de développement.

Quoi qn'il en soit, la théorie de l'hypertrophie condylienne nous donne la clef d'un premier problème, la concordance de l'époque de la croissance avec l'apparition du genu valgum; en effet, c'est de 12 à 20 ans que se produit la déviation de la jambe, au moment de la plus grande activité de la nutrition osseuse; jamais, après 20 ans, on n'a rencontré de genu valgum qui ne pût être expliqué par une lésion inflammatoire des os ou de l'articulation. — En outre, comme nous le verrons, l'élongation verticale du condyle interne est un fait réel, et ce vice de conformation ne pourrait être suppléé par l'affaissement de la cavité glénoïde externe du tibia. — Enfin, envisageant la question à un point de vue synthétique, nous pensons que ce vice de la nutrition osseuse n'est qu'un de ces phénomènes si fréquents à l'époque de la croissance, et que M. Gosselin a groupés sous le titre de « maladies des adolescents. »

Il n'est pas rare, en effet, lorsque l'activité fonctionnelle des cartilages épiphysaires est en jeu, de voir cette activité se dévier dans sa marche ou s'altérer dans son mode ; sous l'influence d'une foule de causes, et surtout de la fatigue, des marches, des traumatismes professionnels, elle peut s'exagérer au point d'arriver à l'inflammation suppurative ; ou bien, si le processus est plus faible, le trouble de fonctionnement n'aboutit qu'à une ostéite hypertrophiante. D'autres fois, le travail épiphysaire est dévié non plus dans son intensité, mais dans sa direction, et il se produit alors des saillies osseuses anormales, des exostoses épiphysaires. — De là, par conséquent, deux ordres de lésions résultant d'un trouble qualitatif ou quantitatif de la fonction ostéogénique ; les premières, telles que l'ostéite épiphysaire, la tarsalgie des adolescents, l'hyperostose des extrémités (ostéite hypertrophiante de M. Gosselin), sont douloureuses, parce qu'elles s'accompagnent d'un processus phlegmasique ; les secondes, lésions quantitatives, telles que l'exostose sous-unguéale et les exostoses épiphysaires, sont indolentes, parce qu'elles ne sont que le résultat d'une anomalie formatrice. — Pourquoi le genu valgum, affection indolente produite par une hypertrophie épiphysaire, ne rentrerait-il pas dans la classe des altérations quantitatives de la nutrition des épiphyses?

D'ailleurs, si nous cherchons à corroborer cette hypothèse, nous verrons qu'elle s'appuie sur d'autres faits que l'âge du sujet et le siége de la lésion. — D'abord, le genu valgum est une maladie d'exubérance nutritive ; il ne se développe que chez les sujets à constitution brillante. — Ensuite il est souvent provoqué par les mêmes causes accidentelles que les maladies des adolescents.

Il est à remarquer, en effet, que, si la cause prédisposante des maladies des adolescents n'est autre que la croissance, les causes occasionnelles en sont un ensemble de circonstances le plus souvent méconnues, mais parmi lesquelles il faut nécessairement ranger les fatigues, les excès de travail, les traumatismes, les froissements répétés, etc. Or, ces causes, le plus souvent professionnelles, agissent également sur la production du genu valgum, non pas en relâchant le ligament latéral interne, mais en provoquant des fluxions épiphysaires qui peuvent être le point de départ de l'hyperostose du condyle interne. Le mécanisme est le même que dans l'ostéite épiphysaire. — Les partisans de l'altération ligamenteuse s'étaient donc trompés sur le point de départ de la déformation ; mais ils avaient si bien remarqué cette influence des traumatismes répétés et de la profession, que Malgaigne pensait que le genu valgum est exceptionnel chez les filles, moins exposées que les garçons aux violences extérieures. Cette assertion est exagérée, mais elle renferme certainement quelque chose de vrai. — Nous pouvons donc affirmer que les mêmes causes agissent sur la production du genu valgum et des maladies des adolescents.

D'un autre côté, si nous admettons que l'élongation du condyle interne du fémur est un phénomène analogue à la production des exostoses épiphysaires, nous voyons que cette proximité pathogénique est confirmée par un fait remarquable : c'est que le genu valgum est ordinairement symétrique, comme les exostoses des adolescents. En effet, dans la majorité des cas, les deux genoux se déforment ensemble, de même que deux exostoses épiphysaires apparaissent simultanément dans des points symétriques de deux membres. Le genu valgum est bien en réalité une maladie des adolescents.

Nous avons vu qu'on pouvait placer au rang des causes occasionnelles du genu valgum toutes les circonstances qui provoquent des fluxions épiphysaires répétées, telles que marche, fatigues, contusions, etc.; dans tous ces cas, l'activité fonctionnelle du cartilage épiphysaire inférieur du fémur s'exagère jusqu'à produire une hyperostose du condyle interne. Eh bien, cette irritation fonctionnelle du cartilage peut être le résultat d'un travail phlegmasique développé dans le voisinage. Qu'il survienne, par exemple, chez un adolescent, une phlegmasie articulaire du genou, une attaque de rhumatisme; on pourra voir se développer ensuite un genu valgum, résultat bien évident de la fluxion épiphysaire provoquée à distance par l'irritation de la synoviale. L'inflammation articulaire n'est même pas nécessaire; les états diathésiques qui s'accompagnent si fréquemment de manifestations arthrodiales, c'est-à-dire ceux dans lesquels la quantité d'acide urique du sang est augmentée et qu'on a groupés sous le nom d'arthritisme (goutte, gravelle, rhumatisme), ces états peuvent être à eux seuls une cause de genu valgum; les observations 5 et 7 le prouvent suffisam ment. Il est évident que, dans ces cas, la présence de l'acide urique en excès dans le sang crée pour les tissus articulaires et périarticulaires un état permanent d'imminence irritative, en fait un *locus minoris resistentiæ*. Qu'il survienne chez un arthritique des causes banales de fluxion épiphysaire, ces causes qui, chez un adolescent ordinaire, n'auraient eu aucun effet et seraient passées inaperçues, ces causes deviennent ici l'occasion d'un genu valgum.

Par conséquent l'aberration du travail ostéogénique qui constitue le genu valgum de l'adolescent peut survenir, non-seulement à la suite des irritations directes du cartilage épiphysaire du fémur (fatigues, marches, contusions), mais elle peut aussi se produire par irritatation de voisinage, à la suite des attaques de fluxion articulaire, et l'arthritisme, à lui seul, est une cause prédisposante de genu valgum.

Mais s'il en est ainsi, pourra-t-on nous objecter, pourquoi ne voit-on pas le genu valgum se manifester habituellement par irritation de voisinage à la suite des ostéites fémorales ou des arthrites chroniques du genou ? Dans ces cas on observe au contraire, le plus souvent, l'arrêt de développement du fémur et des racourcissements du membre ; personne n'ignore que la coxalgie arrête le développement du fémur en longueur. — C'est qu'alors nous rentrons dans les conditions indiquées par Ollier, c'est que les phlegmasies de voisinage, violentes ou chroniques développent dans les cartilages épiphysaires, non plus l'irritation fonctionnelle, mais l'irritation nutritive. Si la fluxion épiphysaire avait été modérée, il y aurait eu accroissement de la fonction ostéogénique ; elle a été violente, il y a eu suspension ou arrêt définitif du processus formateur. Il serait donc injuste de rapprocher l'ostéite fémorale et les tumeurs blanches des processus congestifs qui peuvent aboutir à l'hypertrophie condylienne du fémur.

Rien ne prouve cependant que certaines variétés de genu valgum ne puissent se produire par le mécanisme de l'atrophie du condyle externe ; il est fréquent de voir des articulations s'ankyloser à la suite de tumeurs blanches dans des positions anormales ou prendre des directions vicieuses après une ostéite de voisinage. Nous savons bien que, dans la production de ces déformations, les lésions articulaires, la contracture musculaire et la rétraction des ligaments jouent le rôle principal, mais les troubles de fonctionnement du cartilage épiphysaire y sont aussi pour quelque chose. — Nous citons d'ailleurs un fait qui prouve bien que le désordre fonctionnel des cartilages peut être la consequence non-seulement d'irritations faibles et répétées, mais aussi d'une irritation intense et passagère. Faut-il, dans ce cas, accepter le mécanisme de l'arrêt de développement du condyle interne ? Nous ne saurions le dire. Toutefois l'intensité du processus et la rapide formation du genu valgum semblent plaider en faveur de la première hypothèse. Voici le fait :

Obs. II (personnelle).

M. B...., aujourd'hui âgé de 23 ans, jouit d'une santé brillante et d'une robuste constitution ; il n'a jamais présenté aucune manifestation

de la scrofule ni du rachitisme. — A l'âge de 12 ans il eut une première attaque de rhumatisme articulaire qui, après avoir occupé les
genoux, envahit plusieurs autres articulations. Les inflammations articulaires guérirent, mais, au bout de quelque temps, M. B.... s'aperçut
d'une déviation de ses jambes en dehors ; il était genu valgum et l'est
toujours demeuré.

La déformation ne continue pas à se produire. Jusqu'à la fin de sa
croissance, M. B...., sauf quelques attaques rhumatismales intercur-
rentes, s'est toujours bien porté ; mais aujourd'hui, dans la station
droite, il existe un intervalle d'environ 6 centimètres entre ses malléoles
internes.

Nous n'avons pu trouver d'autres cas semblables à
celui-ci, mais il ne nous semble pas devoir être rejeté
comme un fait isolé ; quelques lignes de V. Duval (1)
nous démontrent que cet orthropédiste avait observé
des faits analogues : « J'ai vu, dit-il, des déviations des
genoux *sans complication* commencer à l'âge de dix,
de quinze et même de vingt-deux ans, à la suite d'un
coup, d'une chute ou par suite de fatigues dispropor-
tionnées à l'âge et à la force des sujets ; d'autres fois,
après un rhumatisme des genoux. »

Nous le demandons de nouveau ; est-ce dans ce cas
une hypertrophie du condyle interne ou un arrêt de
développement du condyle externe ? Si, dans l'immense
majorité des cas, quatre-vingt-dix-neuf fois sur cent,
la cause de la difformité doit être cherchée dans une
hyperostose condylienne, nous croyons aussi que le
mécanisme de l'arrêt de développement donne le clef
de certains valgus à production rapide, se manifestant
durant le cours des phlegmasies violentes de voisinage.

(1) V. Duval. Aperçu des principales difformités du corps hnmain.
Paris, 1833.

Arrivés maintenant à la fin de ce chapitre de pathogénie dans lequel nous nous sommes peut-être laissé entraîner un peu longuement, nous dirons pour résumer notre pensée :

1° Que le genu valgum spontané est une affection de l'adolescence ;

2° Qu'il est dû à une exagération de la fonction ostéogénique de la moitié interne du cartilage épiphysaire inférieur du fémur ;

3° Que cette exagération elle-même est provoquée par les fatigues, les marches, les causes professionnelles, par l'arthritisme et quelquefois aussi par les phlegmasies de voisinage.

4° Que, dans des cas très-rares, il est possible d'admettre le développement du genu valgum par arrêt de développement du condyle externe du fémur.

ANATOMIE PATHOLOGIQUE.

C'est dans l'anatomie pathologique du genu valgum qu'existe la lacune la plus grande de l'étude de cette affection. Cela provient d'abord de la confusion qui a été faite du genu valgum avec d'autres affections, et, en particulier, avec le rachitisme ; cela provient ensuite de ce que le genu valgum est une affection assez peu fréquente et jamais mortelle.

Comme nous l'avons dit, la déformation le plus souvent survient lentement et sans aucun trouble fonctionnel ; l'adolescent lui-même ne s'en aperçoit pas ; puis la difformité restestationnaire, la croissance se termine, les cartilages épiphysaires s'ossifient; alors le genu valgum est définitivement constitué, c'est une difformité désormais invariable; elle ne diminuera ni n'augmentera plus.

Si vous faites l'autopsie d'un sujet, passé l'âge de vingt ans, vous ne trouverez rien qu'une élongation verticale du condyle interne du fémur; c'est que l'époque est passée où se produisait la déviation, où il fallait examiner le genou. Que trouverait-on donc si l'on pratiquait l'autopsie durant la période active de la difformité? Il est probable qu'on verrait alors l'épiphyse inférieure du fémur plus vasculaire qu'à l'état normal, son cartilage plus épais en dedans qu'en dehors; le microscope montrerait une production de chondroplastes et une ossification plus actives en dedans qu'en dehors. Mais jamais, malgré nos recherches, nous n'avons eu le bonheur de faire une autopsie dans de telles conditions. Le seul cas qui se soit offert à nous était un genu valgum, mort à 32 ans par suite d'une affection thoracique et, chez cet homme, les cartilages épiphysaires du fémur n'existaient plus. Toutefois, les lésions dont nous avons pu retrouver la trace concordaient admirablement avec celle que MM. Guéniot (1), Saurel (2) et Pingaud (3) ont observées.

C'est en réunissant aux données de ces autopsies les indications tirées des symptômes que nous allons

(1) Guéniot. Société de chirurgie, 11 février 1874.
(2) Saurel. Loc. cit.
(3) Communication orale.

essayer de faire l'anatomie pathologique du genu valgum. — Quant aux autopsies que MM. Saurel et Barbier (1) ont faites sur de jeunes sujets, elles ont malheureusement porté sur des rachitiques. Chez l'un des sujets, la déformation était manifestement produite par la courbure des diaphyses, et il n'y avait pas de déformation notable des épiphyses, M. Saurel le reconnaît lui-même. Pour l'autre sujet, celui de M. Barbier, l'autopsie était consécutive à une opération par le procédé Delore.

Voici le résultat de notre observation :

Obs. III (personnelle).

Le sujet, de taille moyenne, est amaigri, et il est facile d'observer les saillies osseuses à travers la peau. On constate d'abord que les fémurs sont normaux, les tibias sont droits, cependant il existe un double genu valgum. Lorsque les cuisses sont réunies dans l'extension, les malléoles internes sont séparées par un intervalle d'environ 16 centimètres.

La dissection attentive des genoux ne permet d'observer aucune altération notable des ligaments ni des parties molles; les capsules fibreuses paraissent néanmoins un peu épaissies. — Les muscles sont pâles et amaigris, mais autant en dedans qu'en dehors, ils ne paraissent avoir été ni paralysés, ni contracturés. — Rien aux tendons.

L'articulation, isolée de ses parties molles, n'exécute pas de mouvements latéraux anormaux; le ligament latéral interne est allongé, un peu grêle, mais non relâché; l'externe paraît normal.

On ouvre la synoviale : pas de lésion des surfaces articulaires. L'extrémité supérieure du tibia offre un plan horizontal lorsqu'on redresse la jambe; pas d'affaissement des cavités glénoïdes.

Du côté des fémurs, les cartilages épiphysaires inférieurs sont ossifiés, nous comparons les condyles à ceux d'un autre fémur de même dimension et nous constatons qu'il y a une élongation verticale mais non an-

(1) Barbier. Thèse de Paris, 1874.

téro-postérieure du condyle interne. En effet, nous obtenons les mesures suivantes prises à partir d'une ligne transversale, perpendiculaire
au corps du fémur et passant par la partie la plus élevée du cartilage
épiphysaire.

Fémur normal :

Hauteur du condyle interne. $0^m,045$.
Hauteur du condyle externe. $0^m,040$.

Fémur du sujet :

Hauteur du condyle interne. $0^m,051$.
Hauteur du condyle externe. $0^m,041$.

Les pieds sout en varus, la pointe tournée légèrement en dedans.

Le fait essentiel de cette observation, bien qu'elle soit
prise chez un sujet dont la difformité remontait à une
quinzaine d'années de date, est l'élongation du condyle
interne du fémur. En effet, à l'état normal le condyle
interne dépasse l'externe de $0^m,005$ environ ; chez notre
sujet, il dépassait de $0^m,010$ environ des deux côtés. —
Ajoutons qu'il n'y avait pas d'augmentation proportionnelle du diamètre antéro-postérieur du condyle.

L'élongation du condyle interne a été admise par
Malgaigne, MM. Delore et Dolbeau ; elle est indiquée
dans les autopsies de Saurel et de M. Guéniot et elle
existe aussi chez les rachitiques. Mais, comme M. Delore(1)
le fait remarquer, cette élongation n'est qu'apparente
chez les rachitiques ; elle est produite par une sorte de
mouvement de bascule du tiers inférieur du fémur,
mouvement qui abaisse le condyle interne et relève l'externe. Dans le genu valgum spontané, l'élongation est
réelle ; on peut d'ailleurs la constater sur le vivant ; en

(1) Delore. Loc. cit.

De Santi.   3

effet, si on fléchit fortement le genou, la rotule aban-
donne les condyles fémoraux et les rend accessibles à
l'exploration ; il suffit alors de placer une règle sur ces
condyles pour constater que l'interne est proéminent ;
la règle est beaucoup plus oblique en avant en dedans
qu'à l'état normal (Delore).

Voici d'ailleurs quelques chiffres empruntés à M. Delore qui indiquent le rôle de déformation du condyle
interne :

A l'état normal, le fémur étant suspendu par le centre
de sa tête, le condyle interne dépasse l'externe de $0^m,002$
à $0^m,004$; dans le genu valgum, la différence varie de
$0^m,01$ à $0^m,03$.

Pour une jambe de 20 centimètres de longueur, si
la différence des condyles est de $0^m,01$, il se produit un
écartement de $0^m,09$.

Si la différence est $0^m,02$, l'écartement est $0^m,14$.

Si la différence est $0^m,03$, l'écartement est $0^m,17$.

Doublons ces proportions pour le genu valgum
double et nous aurons :

A une différence de :

$0^m,01$ correspond un écartement de $0^m,18$.
$0^m,02$ — $0^m,28$.
$0^m,03$ — $0^m,34$.

Malheureusement ces proportions sont prises pour
des tibias de $0^m,20$, ce qui est trop peu pour le genu
valgum des adolescents.

Le défaut de rapport dans la saillie proportionnelle
des bords de la poulie fémorale a été encore noté par

Vidal (de Cassis) (1). Il en résulte que la rotule, au lieu de regarder directement en avant, regarde en avant et en dehors, disposition que la flexion du genou exagère encore. Vidal pense que cette disposition est quelquefois exagérée au point de constituer une luxation de la rotule en dehors.

Un autre fait remarquable que nous enseigne l'étude anatomique du genu valgum est le suivant : l'hypertrophie osseuse est limitée au diamètre vertical du condyle interne. Cela nous explique pourquoi le valgus n'existe plus dans la flexion du genou, la tonicité musculaire venant, dans le flexion, appliquer le tibia contre la partie postérieure des condyles qui n'est pas déformée. — Dans le fait de M. Guéniot, il est même noté que le condyle interne du fémur était très-déformé et allongé verticalement, mais qu'il y avait une diminution évidente de son diamètre antéro-postérieur

Remarquons que l'absence de déviation dans la flexion est un fait constant chez le genu valgum ; nous en pouvons déduire que la déformation condylienne est constante et que le genou cagneux ne saurait être produit par un affaissement des cavités glénoïdes du tibia. Supposons, en effet, que la tubérosité externe du tibia se soit affaissée (déformation cunéiforme) ; il en résultera un genu valgum d'autant plus prononcé que l'affaissement sera plus grand, mais, dans la flexion, la cavité glénoïde déformée sera toujours en rapport avec le condyle et la difformité persistera.

L'anatomie pathologique et l'observation se trouvent

(1) Vidal (de Cassis). Traité de pathologie externe, t. V.

donc d'accord sur l'élongation du condyle interne du fémur, lésion essentielle du genu valgum des adolescents.

Quant au relâchement des ligaments, qui semble avoir été constaté par quelques observateurs, nous pensons qu'il doit être considéré plutôt comme un phénomène consécutif au genu valgum que comme un phénomène primitif. En effet, on comprend mal comment un relâchement ligamenteux pourrait aboutir à une hypertrophie osseuse ; tandis que, le genu valgum étant constitué, il est facile de s'expliquer que les ligaments soient soumis à des tiraillements continuels, qu'ils s'allongent secondairement.

Quelques autres altérations ont été constatées : Duchenne (de Boulogne) a signalé l'hypertrophie du tendon du biceps. Saurel indique le relâchement des liens articulaires ; mais son observation est prise sur un rachitique.

Enfin, nous ne connaissons pas d'autopsie où se trouvent consignées des rétractions musculaires, aponévrotiques ou ligamenteuses ; leur existence nous semble théorique et, si l'on a pu en observer quelquefois, ce n'était pas dans le genu valgum spontané, mais dans des déformations symptomatiques du genou, telles que l'arthrite sèche, les luxations, etc.

SYMPTÔMES.

Le genu valgum est tantôt bilatéral, et généralement alors il est plus marqué d'un côté, tantôt unilatéral.

Duval pense que dans ce dernier cas, il siége le plus
souvent à gauche; pour nous, nous l'avons trouvé tantôt à droite, tantôt à gauche et nous croyons que c'est
du côté qui se fatigue le plus qu'on le trouve le plus
marqué.

Le premier phénomène et pour ainsi dire le seul qui
se manifeste dans le genu valgum spontané est la
déviation.

Nous avons vu que c'est vers l'âge de 12 à 16 ans,
rarement plus tard (22 ans, Duval), quelquefois plus
tôt (4 ans, Guéniot), que cette déviation apparaît; elle
met 6 mois à 2 ans pour se produire; elle ne s'accompagne d'aucune déformation apparente des os et elle
est indolore, de telle sorte que le malade ne peut quelquefois préciser l'époque où elle a commencé à se produire. Le malade s'aperçoit donc que, dans la station
droite, il ne peut arriver à réunir ses talons; peu à peu
cette difformité s'exagère; les fémurs et les tibias restent
toujours droits, mais le genou s'infléchit de plus en plus
en dedans. Cet état persiste en s'exagérant pendant
quelques mois, un an, deux ans, puis la déformation
reste stationnaire, la croissance s'achève, le genu valgum est définitivement constitué; il ne disparaîtra plus.

Ainsi donc, si vous examinez le malade pendant la
période de déformation, vous ne constaterez ni douleur,
ni gonflement osseux, ni gêne des mouvements; le
seul signe palpable est la difformité. Pour notre part,
sur les malades que nous avons observés, nous avons
vainement cherché à constater la rétraction fibreuse, la

contracture musculaire ou le relâchement des ligaments ; nous n'avons pu les trouver.

Si les phénomènes locaux sont si peu marqués, à plus forte raison la santé générale du sujet n'est-elle pas altérée ; on n'observe ni phénomène nerveux, ni amaigrissement, ni trouble digestif. Quelquefois cependant on observe des poussées douloureuses passagères et peu intenses pendant la période active de la déformation (Observ. n° 9) ; ces douleurs nous semblent dues plutôt à l'influence générale de la croissance qu'à un travail pathologique qui s'accomplirait du côté du genou ; seulement il n'est pas impossible que la fluxion épiphysaire qui produit le genu valgum , contribue à localiser de préférence ces douleurs au voisinage du genou.

En résumé, il s'est produit pour l'observateur une seule chose, une déformation du genou ; c'est cette déformation qui caractérise la maladie ; arrêtons-nous à son étude :

A première vue, en regardant un genu valgum debout, on remarque que ses genoux sont portés en dedans, que ses talons sont écartés l'un de l'autre, que sa taille est abaissée ; cependant il n'y a pas d'altération de la peau du genou, les saillies osseuses sont normales, la rotule est à sa place, quoique semblant un peu portée au dehors. En observant de plus près, on constate que la difformité n'est pas due à une courbure des fémurs ni des tibias, elle est angulaire ; c'est-à-dire que le fémur se trouvant dans sa position normale un peu oblique, le tibia a décrit un arc de cercle de dedans en dehors autour du genou, de telle sorte que la jambe fait

avec la cuisse un angle à sommet interne ; mais la direction du tibia demeure toujours perpendiculaire au
plan des surfaces articulaires. Cette difformité est toujours simple et on n'observe pas de déviations com-
binées comme on en voit au pied ; le valgus n'est jamais compliqué d'un renversement de la jambe en
avant ou en arrière. Cette particularité différencie le
genu valgum des difformités consécutives à l'arthrite
sèche.

En outre, si on fait exécuter au genou des mouvements alternatifs de flexion ou d'extension, on est frappé
de voir la difformité disparaître brusquement dans la
flexion et reparaître dans l'extension ; c'est environ au
milieu de l'espace qui sépare l'angle droit de l'extension
que se produit ce changement. Nous en connaissons
maintenant l'explication. La flexion de la jambe exagère
encore la saillie du condyle interne et la déviation de la
rotule ; elle permet en outre de vérifier l'hypertrophie
condylienne, soit directement par l'application de la
main, soit indirectement à l'aide de la règle.

Telles sont les particularités du genu valgum. Quant
aux autres signes qui ont théoriquement été admis par
certains auteurs, nous nous sommes expliqué sur les
motifs qui ont fait croire à leur existence. Quelquefois
cependant, il nous a semblé, dans le valgus unilatéral,
remarquer un léger degré d'atrophie musculaire du côté
déformé. D'autres fois, nous avons constaté quelques
faibles mouvements latéraux dans l'extension du
membre, mais c'était seulement dans les cas d'entorse

ou d'hydarthrose, accidents auxquels les genoux cagneux sont très-exposés.

Au point de vue de la marche, il y a lieu de distinguer
si le genu valgum est unilatéral ou bilatéral.

Lorsque la difformité n'existe que d'un seul côté, ce
qui est le cas le plus rare, il y a d'abord un raccourcissement du membre déformé qui fait boiter le malade;
ce raccourcissement est produit uniquement par la déviation du tibia. Toutefois cette boiterie est beaucoup
moins prononcée qn'on pourrait le croire, parce que l'a-
baissement de la hanche du côté déformé supplée un
peu au raccourcissement et parce que le sujet marche
en laissant sa jambe saine demi-fléchie; il ne se produit alors, chaque fois que le membre raccourci touche
le sol, qu'une légère oscillation du tronc vers ce
membre.

Lorsque le genu valgum siége de deux côtés, Saurel
compare la marche à celle des palmipèdes, c'est-à-dire
que le cagneux est obligé de rejeter alternativement son
corps à droite et à gauche pour en porter le centre de
gravité sur les pieds déviés; il en résulte un balancement analogue à celui des marins. Ce mode de marche
existe en réalité, mais il n'est pas constant; on l'observe
le plus souvent dans les déviations symptomatiques des
genoux. Dans le double genu valgum spontané, le balancement est rare, car le cagneux sait qu'en fléchissant
les genoux, il diminue l'écartement de ses pieds; alors
il marche sans étendre complètement les jambes, les
genoux demi-fléchis et les mollets en dehors; il raccourcit ainsi considérablement sa taille. mais il évite le

balancement. Nous avons étudié pour la première fois ce mode de progression chez une jeune fille qui se trouvait dans le service de M. Duplay, à l'hôpital Saint-Antoine, et chez la quelle l'écartement des malléoles était de 30 centimètres. Depuis lors, nous avons pu fréquemment observer des exemples analogues.

Il nous resterait maintenant à parler des conséquences du genu valgum ; nous nous contenterons de signaler la déviation du pied, réservant pour un autre chapitre les accidents auxquels peut donner lieu la difformité du genou.

La déviation du pied est constante dans le genu valgum ; son mécanisme est des plus simples à concevoir. En effet, les jambes étant obliques en dehors, le pied tend à reposer sur son bord interne ; mais la pression du poids du corps lui imprime un mouvement de rotation en dehors, de telle sorte qne la plante du pied redevient horizontale. Les surfaces articulaires s'adaptent à cette position et si, au bout d'un certain temps, on considère le segment inférieur du membre, on est frappé de voir le pied former avec la jambe un angle à sinus interne, d'autant plus prononcé que le genou lui-même est plus dévié. Cet angle, si la jambe était verticale, formerait un pied-bot varus ; c'est donc un varus du pied compensateur du valgus du genou. Nous verrons que quelques orthopédistes ont utilisé la donnée de corrélation qui existe entre ces déviations, pour le traitement du genu valgum.

D'après M. Delore, la déviation du pied disparaît après le redressement du membre.

MESURE DE LA DÉVIATION DU GENOU.

Le degré de déformation du genou variant dans des limites assez considérables, il nous semble utile d'indiquer ces limites et leur mode de mensuration.

Nous savons que dans l'état normal le fémur forme avec le tibia un angle obtus à ouverture externe; cet angle est égal à 172°; son angle complémentaire est donc égal à 8°. Cet angle complémentaire, à sinus inférieur, est représenté par la direction du tibia d'une part, et d'autre part par la direction du fémur prolongée au-dessous du genou; or, d'après M. Delore, cet angle peut, dans le genu valgum, acquérir de 10° à 80° par l'écartement du tibia. On peut encore dire que l'angle fémoro-tibial à sinus externe, diminue dans le genu valgum jusquà 100°.

Ces mesures angulaires sont excellentes pour donner une idée de la saillie correspondante du genou en dedans, mais elles sont fort difficiles à pratiquer; on a préféré prendre des mesures linéaires pour mesurer soit l'enfoncement du genou, soit l'écartement des malléoles.

M. Dubrueil (1) mesure l'enfoncement du genou et voici le procédé qu'il indique : « On choisit deux points de repère, le grand trochanter et la malléole externe par exemple; on réunit ces deux points par un cordon, puis on mesure la distance qui sépare cette corde du sommet de l'angle formé par le genou; cette dis-

(1) Dubreuil. Loc. cit.

tance varie suivant le degré de déplacement; dans certains cas elle peut aller jusqu'à 8 ou 10 contimètres. »

A ce procédé, qui a l'avantage de donner le degré de déformation de chaque membre, nous préférons, pour notre part, la méthode plus vulgaire qui consiste à mesurer la longueur des tibias et l'intervalle des malléoles internes ; cet intervalle pent arriver , nous l'avons vu, à 35 centimètres pour une jambe longue de 20 centimètres. — La mensûration bi-malléolaire ne donne que la somme d'écartement des deux jambes, mais elle a l'avantage d'être d'une application facile et de ses résultats l'esprit déduit aisément le degré de déformation du genou. Enfin cette mensuration nous permet de calculer l'élongation du condyle interne du fémur, car il existe un rapport constant entre le degré de cette élongation et le degré de déviation de la jambe.

DIAGNOSTIC.

Le diagnostic du genu valgum ne peut offrir aucune difficulté. En effet, ce vice de conformation se distingue du genou en dedans des rachitiques par l'absence de courbure des os et l'époque du début de la difformité ;

Du genou en dedans de l'arthrite sèche par le mode et l'époque du début, par l'absence de douleurs, de saillies osseuses, de mouvements anormaux ;

Des déformations traumatiques par l'absence de gêne des mouvements et le mode du début,

Enfin, dans les conseils de révision, on a quelquefois à faire le diagnostic du genu valgum simulé et du genu valgum véritable (baron H. Larrey). Ce diagnostic est des plus aisés si l'on se rappelle que les pieds ne peuvent être normalement portés en dehors que par un double mécanisme; d'abord une flexion modérée des genoux qui détend les ligaments croisés et latéraux et qui permet un léger déplacement latéral ; ensuite une rotation de la cuisse sur le bassin qui porte la rotule en dedans et permet à la jambe fléchie de s'écarter plus ou moins. — Par conséquent la difformité simulée n'existe que dans la flexion des genoux et il suffira d'examiner un sujet dans l'extension des membres pour constater la supercherie.

PRONOSTIC ET CONSÉQUENCES.

Le genu valgum est nécessairement une affection bénigne; mais, comme toutes les difformités, c'est une affection qui n'a aucune tendance spontanée à la guérison ; au contraire, elle tend à s'exagérer en vieillissant et le poids du corps, les contusions sont les causes de cette exagération.

Il s'en suit non pas une gêne de la locomotion, mais une difformité, disgracieuse par elle-même, qui rend souvent inaptes à certaines fonctions ceux qui en sont atteints; ainsi l'exercice du cheval, l'état militaire, etc., leur est impossible ou du moins très-difficile. D'un autre côté, dans certaines conditions sociales, le souvenir ou la crainte des railleries, la conscience de leur

difformité affectent péniblement le moral des malheu-
reux disgraciés et font quelquefois de leur existence une
véritable torture morale.

En résumé, le pronostic du genu valgum est des
plus bénins au point de vue physique; au point de vue
social, il est souvent triste. Et encore ne faudrait-il pas
comme nous le verrons, se reposer entièrement sur la
bénignité pathologique du genu valgum ; cette difformité est souvent la cause d'accidents ultérieurs qui
constituent des maladies réelles. De là l'opportunité
d'un traitement du genu valgum.

Ces accidents qu'entraîne le genou cagueux sont
multiples : nous avons déjà admis, au point de vue anatomique, l'élongation par tiraillement du ligament
latéral interne ; ce n'est là qu'un accident sans impor-
tance et dont la seule conséquence est la production de
quelques mouvements latéraux. — La fréquence des
entorses est un phénomène du même ordre et il est
aisé d'en concevoir le mécanisme : les jambes divergeant
à partir du genou, le polygone d'appui du corps se
trouve très-agrandi ; il en résulte une plus grande so-
lidité dans la station droite, mais le poids du tronc tend
sans cesse à exagérer la déviation des jambes, précisément parce que son centre de gravité tombe en dedans
des pieds. Il s'en suit que le ligament latéral interne
est constamment tendu pour s'opposer à ce déplacement. Il se laisse peu à peu allonger ou bien, s'il est
soumis à une traction brusque et trop violente, ses
fibres se rompent partiellement, il y a entorse.

Rien de plus fréquent encore que de voir des cagneux entrer à l'hôpital pour des hydarthroses du genou, soit que les conditions de la marche et de la station provoquent un certain degré d'irritation de la synoviale, soit que la cause même du genu valgum modifie la vitalité de la surface séreuse. Cette coïncidence de l'hydarthrose et du genu valgum chez les adolescents a été signalée depuis longtemps ; Saurel en cite deux observations ; M. Dolbeau l'a indiquée dans ses cours ; pour notre part, nous l'avons également constatée. — Il est certain qu'il n'y a pas là une influence pathogénique commune de l'âge ; il y a une relation de cause à effet entre les deux affections.

Dans l'âge adulte et la vieillesse, le genou cagneux est quelquefois suivi d'arthrite sèche. Cette conséquence, signalée d'abord par M. Lannelongue, a été étudiée par Saurel ; mais il ne faudrait pas croire à une parenté qulconque entre ces deux affections. Le genu valgum ne provoque l'arthrite sèche, au même titre que l'hydrathrose, que comme cause d'irritation chronique. Il n'est d'ailleurs pas étonnant que deux maladies qui, comme l'hydarthrose et l'arthrite sèche, offrent des analogies si nombreuses dans leur histoire, soient encore placées côte à côte parmi les complications du genu valgum.

Enfin, la difformité elle-même expose les cagneux à une foule de traumatismes directs. Ce sont là autant de considérations qui donnent une opportunité plus grande au traitement.

TRAITEMENT.

Ce traitement n'est cependant que de date récente.
Nous n'en ferons pas l'histoire tout entière ; cela nous
entraînerait trop loin ; nous nous contenterons de
signaler les pricipaux moyens dont on a usé pour corriger le genu valgum et d'apprécier, si nous le pouvons,
leur valeur relative. — Remarquons en passant que cette
thérapeutique est aussi bien applicable au genou cagneux des rachitiques qu'au genu valgum des adolescents.

On peut diviser les méthodes de traitement en deux
grandes classes :

1° Les méthodes de redressement lent.

2° Les méthodes de redressement brusque.

Les premières sont du ressort de l'orthopédie ; elles
ont donné lieu aux appareils plus ou moins compliqués
qui, d'une façon continue ou intermittente, peuvent
tendre à redresser le genou.

Les secondes consistent à corriger brusquement la
difformité par des sections fibreuses, des sections osseuses ou la rupture simultanée des os et des ligaments,
puis à immobiliser le membre jusqu'à la réparation des
lésions artificielles.

En somme 4 grandes méthodes :

1° La méthode orthopédique.

2° Les sections sous-cutanées.

3° L'ostéotomie.

4° L'ostéoclasie manuelle.

Nous verrons dans leur étude successive quels sont

les avantages et les inconvénients de ces méthodes,
mais nous pouvons déjà dire à un point de vue général
qu'elles réussisent d'autant moins qu'on s'éloigne de
l'époque où s'est produite la déviation.

La raison de cela est dans trois faits : l'élasticité des
os diminue à mesure que le sujet avance en âge. — Les
actions exercées sur les cartilages épiphysaires sont
infructeuses si les cartilages sont ossifiés. — Les traumatismes sont plus graves chez l'adulte que chez l'enfant ou l'adolescent. Ces conditions rendent même impossible au delà d'un certain âge le traitement du genu
valgum et la formule qui nous a paru le mieux exprimer
la vérité est la suivante : « Le genu valgum doit être
traité pendant ou de suite après sa production. »

1° MÉTHODE ORTHOPÉDIQUE. — Cette méthode a pour
but de produire le redressement du membre par une
action lente, exercée au moyen d'appareils permanents
ou amovibles : c'est la plus ancienne des méthodes de
traitement du genu valgum. — Disons de suite que,
passé l'âge de 15 à 16 ans, elle ne réussit plus, de telle
sorte que c'est un procédé applicable beaucoup plutôt
au genu valgum rachitique qu'au genu valgum des adolescents.

Il existe aujourd'hui 15 à 20 appareils orthopédiques
pour le genu valgum ; il est évident que nous ne les dé-
crirons pas, renvoyant pour leur étude aux traités spé-
ciaux de MM. Gaujot et Spillmann (1), de Malgaigne (2),
de Mellet (3), de V. Duval (4), etc...

(1) Gaujot et Spillmann. Arsenal de la chirurgie.
(2) Malgaigne. Orthopédie. Paris, 1862.
(3) Mellet. Manuel d'orthopédie, 1835.
(4) V. Duval. Loc. cit.

Ces appareils ont été divisés par M. Gaujot en appareils rigides et appareils articulés. Nous les considérerons au point de vue de leur action et nous les diviserons ainsi qu'il suit :

(*a*) Appareils qui agissent sur le genou.
(*b*) Appareils qui agissent sur la jambe.
(*c*) Appareils qui agissent sur le pied.

(*a*) Les appareils qui agissent sur le genou sont les plus connus ; les uns sont rigides, comme l'attelle externe de Ch. Bell ou l'appareil de Mellet, les autres sont articulés comme les appareils de V. Duval et de J. Guérin. Leur principe fondamental est le suivant : on réunit la hanche et le pied par une attelle externe inflexible sur laquelle on fixe une genouillère qui emprisonne le genou et l'attire en dehors.

(*b*) Les appareils qui agissent sur la jambe sont moins nombreux que les précédents ; ils sont construits sur le principe de l'attelle interne, celle-ci étant fixée à la cuisse et permettant d'attirer la jambe en dedans. Ce sont l'appareil de Hester (d'Oxford), les redresseurs de Blanc, la planche d'Ollier, etc.

(*c*) Les appareils qui agissent uniquement sur le pied sont basés sur le principe de la compensation des déviations articulaires ; ils consistent en une simple bottine à semelle oblique, transformant la jambe en un levier dont la puissance est utilisée dans la marche. Tel est l'appareil de F. Martin.

Ces trois méthodes orthopédiques sont excellentes, mais les deux premières peuvent agir d'une façon continue, tandis que la dernière n'agit que d'une façon intermittente dans la station droite. Or nous pensons, avec MM. Gaujot et Spillmann, que l'action des moyens orthopédiques doit être continue, au moins dans la première période du traitement du genu valgum, sinon la difformité reste stationnaire. D'ailleurs, la majorité des praticiens s'accorde à regarder l'appareil de Martin comme moins efficace que les précédents.

Certains orthopédistes, Mellet par exemple, étaient tellement convaincus de la nécessité de l'action continue que, ayant remarqué que les patients se soustrayaient par la flexion du genou à l'action des attelles, ils usaient des appareils rigides pour maintenir le membre dans l'extension. Ce traitement donne en effet, chez les jeunes sujets des résultats rapides, mais il a l'inconvénient de provoquer des raideurs articulaires, des ankyloses incomplètes que ne préviennent pas toujours les frictions et les massages. Aussi pensons-nous qu'on ne doit l'employer que dans la première période du traitement en l'interrompant de temps en temps pour faire exécuter des mouvements au genou; mais lorsque la déformation est en voie de guérison, on doit substituer l'appareil articulé à l'appareil inflexible.

Grâce à ce traitement mixte, on prévient aisément les accidents articulaires, et on peut arriver à redresser lentement le genou; mais rappelons-nous qu'on ne doit user des moyens orthopédiques que si le sujet est âgé de moins de 15 ans. Après ce terme, le squelette est déjà trop résistant pour se laisser redresser par les appareils.

Quant à la durée du traitement, même chez les individus jeunes, elle est variable ; elle dépend de l'âge du sujet, de la gravité de la déformation, de l'appareil employé, etc. On ne peut donc que lui donner des limites approximatives, d'autant plus « qu'il ne faut pas moins de temps pour assurer la consolidation des liens articulaires après leur redressement que pour obtenir le redressement lui-même (1). » — Chez les enfants bien portants, avec une déviation moyenne (10 à 15 centimètres), le redressement peut s'obtenir après 1 à 3 mois. Au bout de ce temps, l'enfant doit encore marcher avec un tuteur pendant 4 ou 5 mois.

2° Méthode des sections sous-cutanées. — Nous comprenons sous cet énoncé les sections du fascia lata, du ligament latéral externe et du tendon du biceps, opérations qui ont été pratiquées dans le but de permettre le redressement brusque du genou. — Nous entrons donc ici dans les procédés de redressement brusque.

Nous avons vu que l'idée théorique qui a donné naissance à ce mode de traitement est, pour les uns, une rétraction musculaire ; pour les autres, une rétraction ligamenteuse, avec ou sans altération du fascia lata. C'est pourquoi nous voyons des chirurgiens pratiquer seulement des sections musculaires, d'autres des sections ligamenteuses, d'autres enfin des sections à la fois tendineuses, ligamenteuses et aponévrotiques. Il est bon de remarquer que cette méthode de traitement prit naissance aussitôt après la découverte de Stro-

(1) Gaujot et Spillmann. Loc. cit.

meyer ; aujourd'hui encore, elle est beaucoup plus vul-
garisée en Allemagne qu'en France ; il est donc probable que l'enthousiasme plutôt que l'observation ont
déterminé les chirurgiens à appliquer les sections sous-
cutanées au genu valgum.

Les Allemands sont surtout partisans des sections
ligamenteuses ; ainsi Billroth (1) nous apprend que
B. Langenbeck proposa la section sous-cutanée du ligament latéral externe pour un cas de genu valgum, et
pratiqua l'opération avec succès. Billroth lui-même
s'est servi de ce procédé chez un jeune homme qui
avait un double genu valgum, et il a obtenu un redressement complet sans aucun accident, sur les deux
genoux à la fois ; d'ailleurs, le chirurgien de Vienne
ne mentionne ni l'âge du sujet ni la durée du traitement ; il ne donne pas d'observation suivie, et il y a
lieu de se demander si la cure n'était pas apparente, si
la déformation n'a pas récidivé.

En France, les partisans de la section tendineuse
n'ont pas eu de succès aussi beaux ; ainsi, Bonnet (de
Lyon), persuadé que le genu valgum est produit par la
rétraction du biceps, en pratiqua deux fois la ténotomie. Les résultats furent médiocres ; l'un des sujets,
âgé de 16 ans, ne pouvait encore marcher un an après
l'opération ; l'autre, âgé de 19 ans, était dans le même
état après deux années. Aussi Bonnet, avec une admi-
rable bonne foi, écrit-il ces mots : « S'il est des cas
dans lesquels la section des tendons du jarret est suivie
d'un succès complet, ces cas sont exceptionnels » (2).

(1) Billroth. Pathologie générale chirurgicale.
(2) A. Bonnet. Traité des sections tendineuses.

L'opération de Bonnet a été pratiquée encore par M. Palasciano.

Pour M. J. Guérin, le genu valgum possède plusieurs degrés, et, suivant ces degrés, il existe des rétractions successives du ligament latéral externe, du fascia lata et du tendon du biceps; de là, pour ce chirurgien, la nécessité des sections tantôt simultanées, tantôt isolées, des ligaments et des tendons.

Nous n'insisterons pas sur les complications possibles de l'opération, telles que la section du nerf poplité externe, la pénétration de l'air dans la synoviale; ces accidents peuvent être évités par l'habileté de l'opérateur; mais, si nous comparons les résultats des sections sous-cutanées dans le genu valgum et dans certains pieds-bots par exemple, nous sommes frappé de l'efficacité différente du même moyen. Autant, dans un cas, le succès est éclatant, autant, dans l'autre, il est médiocre. Cela provient évidemment de ce qu'on a employé la même thérapeutique pour deux difformités essentiellement différentes. Comment, en effet, comprendre que la section d'un tendon ou d'un ligament pourra remédier à une déformation osseuse? Il est possible qu'après la section, par suite de l'immobilisation prolongée dans la rectitude, le membre garde une bonne direction; mais il est fort à craindre que la guérison soit seulement apparente, que la déformation ne vienne à récidiver quand le malade aura marché pendant un certain temps.

D'autre part, les plaies tendineuses et ligamenteuses sont très-longues à se cicatriser, et il faut, après l'opération, pour assurer la consolidation, maintenir le malade dans une immobilité si prolongée qu'elle peut nuire aux fonctions de la jointure.

. Bonnet, d'ailleurs, réservait la ténotomie dans le genu valgum pour les cas réfractaires aux autres traitements ; c'était le pis-aller de sa thérapeutique.

3° MÉTHODE DE L'OSTÉOTOMIE. — Ce mode de traitement, proposé depuis longtemps par Rhéa Barton pour les ankyloses, et par A. Cooper pour les cals difformes, n'a été appliqué que très-tard à la cure du genu valgum. Il consiste à faire à la partie supérieure du tibia une section transversale ou une résection cunéiforme, afin de redresser la jambe, puis à laisser le membre dans une gouttière jusqu'à la réparation complète des lésions.

L'origine première de cette opération, comme M. A. Guérin (1) l'a fait remarquer, est la France ; en effet, en 1838, Jobert de Lamballe traitait les déformations du rachitisme par l'ablation d'un coin ou d'une rondelle osseuse. Mais Jobert n'opérait pas sous le périoste ; aussi son opération tomba en France ; elle fut reprise à l'étranger.

Nous ne parlerons pas de la résection cunéiforme du tibia, qui est, à tous les points de vue, une très-grave opération ; mais l'ostéotomie linéaire, quoique peu usitée en France, est entrée aujourd'hui dans la pratique courante en Angleterre et en Allemagne.

Ce n'est qu'en 1876 que M. Jules Bœckel (de Stras-

(1) Société de chirurgie, 16 février 1876.

bourg) présenta à la Société de chirurgie de Paris (1)
un mémoire sur l'ostéotomie dans les déviations du
genou. Ce mémoire, fait surtout au point de vue des
déviations rachitiques, renferme 34 observations d'ostéotomie pratiquée, soit pour des rachitismes du tibia,
soit pour des cals vicieux, soit pour des cas de genu
valgum primitif; dans toutes ces observations, l'opération a été suivie de succès.

Le manuel opératoire est des plus simples ; on fait
à la peau une petite incision au côté externe du tibia,
près du cartilage épiphysaire ; on décolle le périoste et
on applique le ciseau sur lequel on frappe avec un
maillet ; on produit ainsi une section transversale de
l'os soit complète, soit incomplète, puis on redresse l'os
et on le place dans un appareil plâtré. M. Boeckel con-
seille de faire la section totale de l'os séance tenante,
mais d'autres chirurgiens préfèrent agir en deux temps;
ils font une ostéomie incomplète, puis, laissant la plaie
extérieure se cicatriser, ils activent le redressement par
une ostéoclasie manuelle.

Que faut-il penser de cette méthode? Malgré les
brillants résultats cités par M. Bœckel, de nombreux
chirurgiens condamnent son opération, ainsi M. Le Fort,
Blot et Depaul.

Toutefois, si on écoute les conclusions du rapport de
M. Tillaux, l'ostéotomie du tibia est une opération
grave en apparence, mais qui n'offre pas les dangers
qu'on lui supposait *à priori* et qui fournit les résultats
les plus satisfaisants ; tels sont aussi les avis de

(1) 16 février 1876.

MM. Labbé et Panas. Il est évident que si l'ostéotomie
réalise les espérances que laisse entrevoir la statistique
de M. Boeckel, elle constitue un véritable progrès chirurgical, mais c'est encore une opération trop peu pratiquée pour qu'on puisse se prononcer categoriquement
sur son compte. M. Bœckel lui-même ne l'emploie que
comme un moyen extrême lorsque le redressement orthopédique et l'ostéoclasie ont été impuissants.

Remarquons aussi que c'est pour les déviations rachitiques que le chirurgien de Strasbourg préconise sa
méthode ; il ne l'a point pratiquée sur les adolescents
et il pense que l'âge de 15 ou 18 mois à 7 ans est le
plus favorable au succès de l'opération. Il est probable
que chez les adolescents dont l'activité épiphysaire est si
grande ou chez l'adulte dont les lésions osseuses sont
si graves, l'ostéotomie serait une opération moins favorable. Il faut donc la réserver presque exclusi-
vement aux enfants rachitiques, car nous pensons,
avec M. Tillaux, que c'est une opération d'autant plus
dangereuse qu'elle est pratiquée sur des individus plus
âgés.

4° MÉTHODE DE L'OSTÉOCLASIE MANUELLE. — Ce procédé
consiste à redresser brusquement le genou en une seule
séance par des pressions manuelles. C'est dans la Gazette
médicale de Lyon, en 1861, que fut faite par M. Delore,
la première mention de la méthode, plus tard, en 1872,
Saurel le développa dans sa thèse ; enfin, le 11 février 1874, M. Delore lui-même présenta ses résultats a
la Société de chirurgie. Depuis cette époque, d'assez

nombreux chirurgiens ont suivi la voie tracée par M. Delore et ont enregistré des succès nouveaux; nous citerons parmi eux MM. Tillaux, à Lariboisière, A. Guérin, à l'Hôtel-Dieu, Gosselin, à la Charité.

On peut donc, aujourd'hui, dire que le redressement manuel est un procédé mis à l'épreuve et parfaitement connu ; il peut se pratiquer de deux façons différentes suivant que, pour ramener la jambe dans l'axe de la cuisse, on agit sur le genou (procédé Delore) ou sur la jambe (procédé Tillaux).

(*a*) *Procéde Delore*. — Le malade étant préalablement anesthésié et couché snr le bord d'une table ou d'un lit résistant, le chirurgien place le membre dans la rotation en dehors ; puis, tandis qu'un aide soutient le pied et la jambe au niveau du plan du lit, il appuie fortement sur le sommet de l'angle en imprimant de petites secousses. On entend quelques craquements et le redressement s'opère.

(*b*) *Procédé Tillaux*. — M. Tillaux se sert de la jambe comme d'un levier ; il anesthésie le patient et le couche sur un plan résistant, de telle sorte que le sommet de l'angle du genou porte sur le bord de la table ; alors, tandis qu'un aide vigoureux maintient solidement la cuisse, il presse sur la jambe par secousses graduées. On entend un seul craquement ou bien une série de craquements à timbre particulier (craquements osseux), et le membre est redressé.

Quel que soit le procédé employé, il faut, aussitôt après l'opération, immobiliser le membre d'une manière absolue jusqu'à la réparation complète des lésions produites.

Le succès de l'opération doit être attribué, suivant M. Delore, à plusieurs motifs réunis : les surfaces articulaires s'écartent l'une de l'autre ; le ligament latéral externe est distendu ou arraché ; le périoste est décollé; les épiphyses se séparent de leurs diaphyses ; la tuberosité interne du tibia se laisse tasser par les pressions; enfin les os se laissent fléchir en vertu de leur élasticité.

Ces divers éléments concourent en effet au redressement; mais il ne faudrait pas croire qu'on les trouve toujours réunis chez le même sujet ; ce n'est guère que chez les enfants qu'ils pourront tous entrer en ligne de compte.

En effet, il résulte de l'observation et des expériences cadavériques que, chez les adolescents et les enfants un peu âgés, les lésions les plus constantes produites par le redressement sont l'arrachement épiphysaire et le décollement du périoste. L'élasticité des os qui est assez grande chez l'enfant pour suffire seule au redressement (Observ. n° 1), est trop faible chez l'adolescent pour y contribuer.

L'arrachement des épiphyses, dont la condition est l'état cartilagineux du disque diaphyso-épiphysaire, est toujours incomplet ; il ne se produit que dans la moitié externe de la circonférence de l'os, laissant entre les deux fragments un intervalle cunéiforme qui est comblé à l'époque de la réparation. Cet arrachement porte tantôt sur le cartilage épiphysaire inférieur du fémur, tantôt sur le cartilage épiphysaire supérieur du tibia; presque jamais sur les deux. Or, huit fois sur dix c'est dans l'épiphyse fémorale qu'a lieu le diastasis, circonstance qui doit être expliquée par ce fait anatomique que le cartilage épiphysaire du fémur s'ossifie plus tard que celui du tibia. — Quant au décollement du périoste, il est constant : il se produit parce que l'épiphyse, en se soulèvent, entraîne avec elle le périoste et le détache plus ou ou moins loin sur la diaphyse. Ce décollement peut s'étendre à une distance considérable ; d'après Saurel ce serait la résistance du périoste qui opposerait la résistance la plus grande au redressement.

En somme, chez l'adolescent, le redressement manuel a pour effet de produire au voisinage du genou une fracture simple et incomplète avec entorse, lésions qui guérissent comme si elles étaient accidentelles. Il n'en est pas de même chez l'adulte ou l'adolescent trop avancé ; ici l'os a acquis une consistance trop grande, les cartilages épiphysaires sont ossifiés, dès lors les efforts de redressement n'ont d'autre effet que de produire une fracture éloignée du fémur ou de la jambe, ou la rupture du ligament latéral externe. La fracture complète de la cuisse ou de la jambe est un accident désagréable, mais sans gravité considérable ; il n'en est pas de même, au point de vue du pronostic de la difformité, de la rupture du ligament latéral externe. En effet, les plaies des ligaments sont celles qui demandent le plus de temps pour se réparer, souvent même elles ne se séparent jamais ; lorsqu'il se fait une cicatrice, cette cicatrice est toujours plus mince et plus faible que le ligament lui même, de telle sorte qu'il persiste toujours après la lésion une grande faiblesse de l'articulation ; les mouvements en outre ne sont plus assurés, les surfaces articulaires peuvent s'abandonner. Pour le genou il en résulte des mouvements latéraux, une grande gêne de la marche, souvent des accidents graves, sans que pour cela la difformité soit le moins du monde corrigée. C'est pourquoi nous partageons l'avis de M. Tillaux, que la rupture du ligament latéral externe est un accident redoutable dans le redressement du genu valgum.

Enfin, si l'opération était pratiquée sur un vieillard dont le tissu osseux serait raréfié, on verrait le ligament latéral externe arracher l'os à ses insertions et produire les plus graves lésions. Par conséquent, à notre point de vue, nous pouvons formuler les principes suivants : Les agents principaux du redressement manuel sont :

Chez l'enfant, l'élasticité osseuse ;

Chez l'adolescent, l'arrachement épiphysaire et le décollement du périoste ;

Chez l'adulte, la rupture ou l'arrachement du ligament latéral interne.

Or, il faut éviter à tout prix la rupture de ce ligament, car elle constitue la condition la plus fâcheuse pour le succès de l'opération ; de là la nécessité de ne redresser que les enfants ou les adolescents.

Quelques lésions accessoires ont néanmions été constatées chez l'enfant et l'adolescent ; ce sont le diastasis épiphysaire de l'extrémité supérieure du tibia et du péroné, la fracture du fémur et , après l'opération, l'arthrite du genou. — Ces complications sont exceptionnelles, cependant la fracture articulaire du fémur a été produite une fois par M. Delore et l'arthrite du genou a succédé à deux opérations faites par MM. Lannelongue et Gosselin, (Observ. n° 7). Pour éviter la fracture, il faut se borner à n'opérer que des sujets jeunes, chez lesquels les cartilages épiphysaires n'ont pas encore disparu ; quant à l'arthrite, elle ne peut être évitée, surtout chez les sujets prédisposés, mais elle guérit assez rapidement lorsqu'on enlève l'appareil.

Malgré ces quelques inconvénients, le redressement manuel est, chez l'enfant et l'adolescent, une excellente méthode opératoire puisque, sur 250 opérations, M. Delore n'a eu qu'un seul accident à déplorer (fracture articulaire), et que M. Tillaux sur une quinzaine de cas n'a obtenu que des succès complets. Ce beau résultat doit être attribué à la simplicité du manuel opératoire et au défaut de pénétration de l'air sous la peau ; mais le chirurgien, pour être assuré du succès, doit se rappeler qu'il ne faut pas opérer au delà d'un certain âge. M. Delore opère jusqu'à 18 ans et nous partageons absolument sa manière de voir ; cependant il a une fois obtenu un redressement complet chez un sujet de 21 ans. Souvent d'ailleurs il est impossible d'obtenir le moindre résultat quand le cagneux a dépassé 18 ans (observ. n° 4).

Si maintenant nous établissons une comparaison entre les procédés de redressement de MM. Delore et

Tillaux, nous verrons que chacun de ces procédés offre des avantages et des inconvénients.

Le procédé Delore a l'avantage d'agir sur le genou lui-même; c'est-à-dire que le point d'application de la puissance étant très-proche des cartilages épiphysaires, il y a moins de chances pour que les os se brisent dans leur diaphyse; ce sont les cartilages qui cèdent les premiers. En revanche, une très-grande partie de la puissance est détruite par la résistance qu'oppose à l'abaissement du membre le bras de l'aide et il faut souvent déployer une force considérable pour obtenir le redressement; c'est ainsi que M. Delore a quelquefois eu besoin de six aides pour peser sur le genou.

Dans le procédé Tillaux au contraire, toute la puissance, appliquée à l'extrémité de la jambe, est utilisée sans perte aucune; mais, s'il se trouve un point faible dans les os de la jambe, ceux-ci peuvent être aisément fracturés. Toutefois, nous pensons que ce dernier procédé est le meilleur, parce que les conditions de la fracture sont rarement réalisées et, que d'autre part il importe de simplifier autant que possible l'opération. On ne peut à volonté diriger les efforts de six aides ni obtenir que leurs pressions soient graduées, tandis que le chirurgien agissant seul peut à son gré augmenter ou diminuer les pesées suivant le but qu'il se propose d'atteindre.

Avec le procédé de M. Tillaux il est rare qu'un seul homme ne puisse arriver à redresser le genou; toutefois, dans l'application de ce procédé il est quelques précautions à observer. Il faut avoir grand soin de biens choisir le point d'appui, car sa position peut modifier totalement les conditions du levier ; plus le point d'appui se rapproche du pied, plus on raccourcit le bras de la puissance ; plus il se rapproche de la hanche, plus on risque de fracturer le corps du fémur. La meilleure position est celle qui fait porter l'angle de la table au niveau du condyle interne ; dans ce cas le bras de la puissance est aussi long que possible, le bras de la résistance aussi court que possible. En outre un aide vigoureux doit maintenir le fémur pour en empêcher le soulèvement ou la rotation et pour assurer la fixité du point d'appui.

Le redressement une fois obtenu, il faut se hâter d'emprisonner le membre étendu dans un appareil rigide, car la tonicité musculaire tend sans cesse à reproduire la déviation. L'appareil le plus convenable est un appareil plâtré ou un appareil silicaté muni de longues attelles latérales ; ce dernier est préférable à cause de sa légèreté.

M. Delore laisse l'appareil en place durant un mois, puis il lui substitue un simple tuteur afin de permettre la consolidation parfaite. M. Tillaux préfère laisser l'appareil primitif durant deux mois au bout desquels il mobilise l'articulation.

A la suite de l'opération il se produit généralement une fièvre très-légère ou nulle, puis le malade guérit suivant le mécanisme ordinaire des fractures incomplètes ; au bout de deux mois l'os est parfaitement solide, la difformité ne risque plus de se reproduire.

Lorsqu'on enlève l'appareil, on trouve le genou dans

son état normal, nullement douloureux et sans épanchement articulaire, sauf le cas d'arthrite ; en revanche il est roidi, mais il suffit de quelques jours de gym-
nastique articulaire pour lui rendre sa souplesse. S'il y
avait arthrite, le repos et les antiphlogistiques en auraient facilement raison.

Un point curieux est le suivant : si, après avoir défait l'appareil, on vient à explorer attentivement par la
pression les alentours du genou, on constate une douleur provoquée fixe aux points qui ont été lésés lors du
redressement. Cette douleur siége généralement au
niveau ou au-dessus du condyle fémoral externe, elle
indique alors le décollement de l'épiphyse fémorale ;
quand elle siége au-dessous de l'interligne, elle indique le décollement de l'épiphyse tibiale. Quelquefois
elle siége du côté externe de l'interligne même ; elle est
alors de très-longue durée et les mouvements latéraux
existent durant longtemps ; c'est que le ligament latéral
externe a été fortement lésé et dans ces cas la guérison
est fort longue à se produire.

On a ainsi un moyen de constater le siége des lésions
provoquées et de porter un pronostic sur l'éventualité
des mouvements latéraux.

Malgré ses nombreux avantages, la méthode de
l'ostéoclasie manuelle a rencontré d'assez nombreuses
objections au sein de la Société de chirurgie. Voici les
reproches qu'on lui adresse :

1° La consolidation du genou est quelquefois très-
longue à se produire et il persiste des mouvements latéraux. C'est vrai, mais ces accidents proviennent de la

lésion des ligaments et ils sauront être évités en n'opérant que des sujets jeunes ;

2° L'immobilisation prolongée, nécessaire pour maintenir le redressement, et un certain degré d'arthrite traumatique peuvent amener une ankylose du genou (Le Fort). Cette objection paraît un peu exagérée parce que les grandes articulations ne s'ankylosent que difficilement par le repos ; toutefois il peut se produire des raideurs articulaires qui nécessitent un traitement douloureux. Mais M. Delore a fait voir que la rigidité articulaire est généralement très-faible et qu'en mobilisant le genou, au bout de deux mois, elle disparaît rapidement ;

3° La lésion du cartilage épiphysaire peut amener l'arrêt de développement du membre (Verneuil) ; mais M. Ollier a démontré que la condition de cet arrêt de développement est l'inflammation du cartilage épiphysaire. Or, cette inflammation n'a pas lieu puisque l'immobilisation en est le plus sûr moyen prophylactique.

Un dernier argument a été tiré de la brutalité de la manœuvre qui répugne à certains chirurgiens et qui nécessite une force musculaire considérable de la part de l'opérateur. A cela, nous répondrons que l'intérêt du malade doit primer la répulsion du chirurgien et qu'il est impossible de substituer aux pressions manuelles intelligentes une force mécanique aveugle ; quelques essais tentés dans ce sens à l'hôpital Saint-Antoine, par M. S. Duplay sont demeurés sans résultat.

En somme, l'ostéoclasie manuelle constitue aujour

d'hui un véritable progrès chirurgical; un peu moins bénigne, il est vrai, que la méthode orthopédique, elle offre en revanche des résultats plus certains et surtout plus rapides; en outre, elle peut s'employer à un âge un peu plus avancé que l'orthopédie, mais après l'adolescence elle ne réussit plus.

Nous conseillons donc de traiter le genu valgum jusqu'à 14 ans par l'orthopédie ou le redressement manuel; de 14 à 18 ans par le redressement manuel seul; après 18 ans, il faut abandouner la difficulté à elle-même.

CONCLUSIONS

Le genu valgum des adolescents est une maladie essentielle;

C'est une affection de développement produite par un vice de l'activité nutritive du cartilage épiphysaire inférieur du fémur;

Il se caractérise anatomiquement par l'augmentation réelle ou relative du diamètre vertical du condyle interne du fémur;

Ses symptômes sont définis, son pronostic est bénin, mais la difformité n'a aucune tendance à la guérison, et elle peut entraîner des conséquences graves;

Le traitement du genu valgum est peu dangereux, mais il ne doit pas être pratiqué après l'époque de l'ossification complète du squelette.

OBSERVATIONS.

Obs. IV (personnelle). — Genu valgum double. Entorse.

Eugénie F... couturière, âgée de 21 ans, entre le 28 décembre 1874 dans le service de M. Duplay, à l'hôpital Saint-Antoine. Cette jeune fille a une bonne santé et une robuste constitution. Elle a eu dans son enfance quelques accidents strumeux, mais n'a pas été nouée ; elle ne porte d'ailleurs aucune trace de rachitisme, ses tibias et ses fémurs sont très-droits.

Réglée à l'âge de 14 ans, elle a commencé à s'apercevoir à cette époque que ses pieds se portaient en dehors, sans cause apparente. De l'âge de 14 à 18 ans, le genu valgum s'est accentué de plus en plus, mais depuis trois ans la déformation reste stationnaire. Elle entre à l'hôpital pour une violente entorse du genou gauche.

Aujourd'hui la jeune fille présente des membres vigoureux et bien proportionnés, mais les deux cuisses étant réunies, on constate dans l'extension une intervalle de 30 centimètres d'une malléole interne à l'autre ; la jambe gauche est plus déviée que la droite. Il n'existe aux alentours du genou aucune contracture musculaire ni rétraction liga-menteuse appréciable, mais le condyle interne du fémur fait dans la flexion une saillie considérable en avant. La rotule paraît portée en dehors, mais il est aisé de constater qu'elle est à sa place. On observe un peu de mobilité latérale à gauche, il n'y en a pas à droite. La difformité disparaît dans la flexion. La malade n'a jamais souffert.

Les pieds sont en varus ; il n'y a aucune atrophie des membres. La malade marche sans boiter et sans balancement ; pour arriver à ce but, elle fléchit les genoux en progressant, ce qui raccourcit considérable-ment sa taille.

19 janvier 1875. Premier essai de redressement par le procédé de M. Delore. La tentative est infructueuse ; elle ne procure à la malade qu'une entorse sans redressement.

2 mars. Nouvel essai infructueux. La malade est abandonnée.

Obs. V (personnelle). — Genu valgum double.

Le nommé Soxlet, (Auguste), cartonnier, âgé de 24 ans, entre le 21 novembre 1876 dans le service de M. Hardy (Charité) pour une éruption d'urticaire survenue spontanément depuis trois jours. Ce jeune homme a l'aspect robuste et vigoureux, mais il possède au plus haut degré les attributs du tempérament arthritique ; il n'a jamais eu d'atta_que rhumatismale franche, mais il se plaint de douleurs vagues articulaires ; ses jointures métatarso-phalangiennes sont un peu déformées, crépitantes et douloureuses ; il porte un catarrhe uréthral qui a résisté depuis deux ans à plusieurs traitements ; à l'auscultation de son cœur on entend un souffle systolique à la pointe avec dédoublement du second bruit ; enfin les traces d'acné et l'éruption ortiée qu'il présente nous prouvent qu'il est sujet aux manifestations cutanées de l'herpétisme. Néanmoins il n'existe dans les antécédents du malade nulle trace de rachitisme ni de scrofule.

C'est à l'âge de 16 ans qu'exerçant la profession de cartonnier, il s'aperçut pour la première fois que ses genoux se portaient en dedans et il en attribue lui-même la cause aux fatigues de sa profession ; en effet il travaillait toute la journée debout et portait de lourdes charges de cartons. La difformité est allée en augmentant durant six mois ; après ce temps elle est demeurée stationnaire.

Aujourd'hui l'on constate que les femurs et les tibias sont droits e bien conformés, qu'il n'existe aucun gonflement des genoux, aucun épan chement articulaire.

Les jambes divergent à partie du genou, de telle sorte que les cuisses étant réunies dans l'adduction, un intervalle de 0^m,085 sépare les deux malléoles internee. La jambe droite est plus déviée que la gauche.

Longueur des tibias. . . . . . . 0^m,37
Longueur des femurs . . . . . . 0^m,44

Il n'y a aucune mobilité latérale au niveau des genoux aucune contracture des fléchisseurs ou abducteurs de la jambe. Dans la flexion la rotule paraît déjetée assez fortement en dehors et on constate alors une hypertrophie sensible du condnit fémoral interne.

Le pied droit est légèrement en varus. Le malade marche très-facilement et ne boite pas, mais les pieds sont écartés et l'avant-pied déjeté en dehors. Quand le malade veut se tenir debout en gardant ses pied rapprochés et parallèles l'un à l'autre, il est obligé de fléchir légèrement les genoux et de porter les jarrets en dehors par un mouvement de rotation des cuisses.

Obs. VI (personnelle). — Valgus du genou droit.

La nommée Piot, (Marie), lingère entre le 27 mai 1876 dans le service de M. Dolbeau, suppléé par M. Terrier, pour une déviation de la jambe.

Cette jeune fille, âgée de 15 ans, est venue au monde avec un pied-bot varus double des plus accentués ; elle a été traitée par le redressement orthopédique et a porté des appareils jusqu'à l'âge de 5 ans. A cette époque ses pieds étaient redressés.

Elle ne signale comme antécédents morbides qu'une rougeole ; elle n'a pas été nouée ; d'ailleurs elle présente aujourd'hui les apparences de la santé la plus brillante ; sa peau est colorée, ses membres sont solides et bien conformés. En explorant la direction des ses femurs et de ses tibias, on ne peut constater aucune courbure anormale.

Il y a trois mois seulement, les personnes qui l'entouraient s'aperçurent qu'elle boitait légèrement en marchant ; c'est alors qu'elle remarqua que sa jambe droite se déviait en dehors. Elle affirme n'avoir jamais souffert du genou, ni de la cuisse, ni de la jambe et ne s'être aperçue de sa difformité que sur l'avis de ses amies; la marche n'était nullement embarrassée ni pénible.

Interrogée sur les motifs qui pouvaient avoir provoqué sa difformité, la malade dit ne pas en connaître ; elle n'a reçu aucun coup, n'a fait aucune chute sur le genou ; étant lingère, elle travaillait assise, mais durant un an et demi avant le début de sa deformation elle était employée au frottage des appartements et elle frottait de la jambe droite.

Aujourd'hui on constate que le membre inférieur gauche n'est nulle-ment dévié, mais que la jambe droite diverge à partir du genou ; l'écartement des malléoles internes est de 8 centimètres. Si on fléchit fortement les genoux, la difformité disparaît et l'on constate à la palpation que le condyle interne du femur droit est plus volumineux que celui du femur gauche.

Les mouvements s'exécutent normalement; pas de mobilité latérale. Il est impossible de sentir aucune rétraction ligamenteuse au côté externe du genou. Les tendons des muscles biceps, demi-tendineux, demi-membraneux n'opposent au doigt qu'une résistance normale; pas d'augmentation de densité de ces muscles.

Le pied droit est en varus prononcé ; on ne peut parvenir à le redresser complètement. La malade marche en boitant parce que la déviation raccourcit le membre droit.

31 mai. La malade ne veut pas se résoudre à l'opération et demande sa sortie de l'hôpital.

Obs. VII (personnelle). — Genu valgum spontané. Redressement incomplet. Arthrite subaiguë consécutive.

Guignabaudet (Gilbert), agé de 18 ans, entre le 20 juin 1876 dans le service de M. Gosselin (Charité) pour une déviation des genoux en dedans. Ce jeune homme exerce la profession fatigante de garçon de restaurant depuis un an ; il est donc obligé de se tenir sans cesse debout, de courir et de monter des escaliers ; auparavant il était employé au travail des champs. Il n'a jamais eu de maladie grave ; il n'a pas été noué dans son enfance et ne présente aucune trace de scrofule, ni de rachitisme ; ses membres sont droits et bien proportionnés. Cependant il a depuis quatre ans des coliques néphrétiques et excrète dans ses urines une assez grande quantité d'acide urique.

Il y a un an, il s'aperçut pour la première fois que sa jambe droite était déviée en dehors ; cependant il ne souffrait pas. Depuis cette époque la déviation a augmenté, toujours sans douleur.

Aujourd'hui l'on constate que, les cuisses étant réunies, un intervalle de 13 centimètres sépare les malléoles internes dans l'extension. La jambe gauche est très-peu déviée ; la difformité est beaucoup plus accentuée à droite. Le pied droit est légèrement en varus.

Longueur des tibias 37 cent.
Longueur des femurs 43 cent.

La difformité disparaît dans la flexion du membre et on constate alors à droite une légère hypertrophie du condyle interne du femur.

Le malade boite légèrement.

24 juin. Opération du genou droit par le procédé Tillaux. On obtient un redressement incomplet. Appareil ouaté ; attelles interne et externe ; bandage silicaté.

L'appareil est laissé en place pendant soixante jours ; on le remplace par un tuteur. Le malade est évacué à Vincennes.

18 octobre. Le malade rentre à l'hôpital. Depuis l'opération il ne peut marcher qu'en boitant beaucoup et en souffrant. On constate que l'ecartement bi-malléolaire n'est plus que de 0,085 ; il n'existe pas de mobilité latérale au niveau du genou.

La pression développe une douleur au-dessus du condyle fémoral externe, au lieu probable de l'arrachement épiphysaire En outre le çôté interne de l'articulation est douloureux et la rotule est soulevée par un épanchement modéré.

Quand le malade appuie le pied sur le sol, il éprouve de la douleur vers le creux poplité, ce qui augmente sa boiterie.

Traitement : Cataplasmes ; repos.

8 novembre. Les symptômes de l'arthrite ont disparu, mais la raideur du genou persiste. Le malade est évacué à Vincennes et il lui est recommandé de porter une genouillère.

Obs. VIII (personnelle). — Double genu valgum.

Lamarche Alexandre, garçon boucher, agé de 15 ans, entre le 19 avril 1876, dans le service de M. Gosselin. Cet adolescent est vigoureusement constitué ; il n'offre aucune trace de rachitisme ; ses membres sont longs et bien proportionnés. Il n'a jamais été malade ; il n'est pas scrofuleux.

Dans son enfance il a fait des chutes assez nombreuses sur les genoux et on retrouve encore les cicatrices de ces contusions. En outre son apprentissage de boucher le forçait à rester debout toute la journée et chaque soir il était fatigué.

Il y a un an, sans cause appréciable, il commença à remarquer qu'il marchait en dehors, mais, comme il ne souffrait pas; il continua son état. La déformation augmenta graduellement.

On constate aujourd'hui que les jambes divergent à partir du genou, la jambe gauche principalement, et que les malléoles internes sont séparées par un espace de 0,15 environ. Lorsque le malade est couché, ses pieds sont légèrement en varus. Il n'y a de douleur ni du genou ,ni de la cuisse, cependant les muscles biceps, demi-membraneux et demi-tendineux paraissent tendus sous la peau.

Le genou exécute tous les mouvements normaux; pas de mouvements latéraux. Il existe une légère diminution de volume des deux jambes.

27 avril. Opération du membre gauche par M. Tillaux. Craquement unique; le membre est remis dans l'axe et emprisonné dans un appareil ouaté silicaté.

27 juin. on défait l'appareil. Le membre gauche est parfaitement sain, dans une rectitude presque absolue; cependant il existe encore prés de 0, 05 d'écartement entre les deux malléoles, écartement qui paraît dû surtout à la déviation non corrigée de la jambe droite.

Le genou gauche n'est le siége d'aucun phénomène d'arthrite ; pas d'épanchement, de chaleur ni de douleur.

Il existe encore quelques légers mouvements de latéralité et la pression est douloureuse au niveau du condyle externe du fémur.

La flexion n'est possible que dans une petite étendue, à cause de la raideur articulaire. (Repos et frictions stimulantes).

Au bout de quinze jours le malade sort de l'hôpital ; il est guéri, mais il conserve encore quelques faibles mouvements latéraux que nous attribuons à l'éraillure du ligament latéral interne.

Obs. IX (personnelle). — Valgus du genou droit.

Louise Decamp, domestique, âgée de 16 ans et demi, entre le 10 octobre 1876 dans le service de M. Duplay, à l'hôpital Saint-Louis. Cette jeune fille est d'une excellente constitution, elle n'a jamais eu de maladie sérieuse ; dans son enfance elle n'a présenté aucun des accidents de la scrofule, gourmes, glandes, otorrhée ni conjonctivite. Elle n'a jamais été nouée ; sa colonne vétébrale est parfaitement droite, ses fémurs ne sont pas incurvés ; il n'y a pas de courbure des tibias, cependant elle porte un valgus considérable du genou droit.

Elle raconte que, domestique depuis cinq ans, elle est obligée de se fatiguer beaucoup et de rester debout toute la journée pour son service et à cause des courses qu'elle accomplit. Il y a deux ans et demi, sans cause appréciable, elle s'aperçut que sa jambe droite se déviait en dehors ; elle n'a éprouvé alors aucun traumatisme et n'exigeait pas de son membre inférieur droit un travail plus considérable que du gauche. Cependant elle avait l'habitude de porter tous ses fardeaux du côté droit, ne pouvant que très-peu se servir de son bras gauche.

Depuis deux ans et demi la difformité a graduellement augmenté jusqu'à atteindre les proportions actuelles ; de temps en temps la malade éprouvait des douleurs au voisinage du genou, mais ces phénomènes douloureux étaient intermittents et ne concordaient pas avec les excès de fatigue ; nous les attribuons à la croissance car la malade a beaucoup grandi depuis deux ans.

Aujourd'hui on constate que les mouvements des deux genoux sont parfaitement libres ; ils se produisent à droite sans frottement et sans douleur. — Le membre inférieur gauche est normal.

Le genou droit est déformé sans être plus volumineux que le gauche il n'y a pas d'hydarthrose. A première vue, la rotule droite semble portée en dehors, mais il est aisé de constater qu'elle repose sur la poulie fémorale.

Il n'existe pas de mouvements de latéralité ; on ne sent pas de corde raide au côté externe de l'articulation. On reconnait aisément à la palpation les tendons du muscles biceps et demi membraneux, mais ils ne sont pas plus fortement tendus que dans le jarret gauche.

Les deux fémurs ont la même longueur, les deux tibias ont chacun 38 centimètres, cependant le membre droit possède un raccourcissement apparent qui fait boîter la malade quand elle marche.

Les deux cuisses étant rapprochées et les jambes étendues, l'écartement bi-malléolaire est de 0 m,125.

La malléole externe est un peu plus saillante à droite qu'à gauche, ce qui tient à ce que le pied droit est en varus, la pointe légèrement portée en dedans.

13 octobre. — Nous explorons à l'aide des courants électriques l'état des muscles de la cuisse droite. Tous ces muscles répondent fortement à l'excitation sans que leur contraction modifie en rien la position du genou. L'électrisation du biceps produit seulement une légère rotation du pied en dehors. — L'électrisation des muscles de la patte d'oie ne donne aucun autre résultat que la contraction musculaire.

24 octobre. — Le redressement est pratiqué par M. Tillaux suivant son procédé. Pendant l'opération on entend quatre ou cinq craquements osseux ; le membre est redressé jusqu'au contact des malléoles.

Le membre enveloppé d'ouate est fixé dans l'extension avec des attelles internes et externes, puis emprisonné dans un bandage silicaté. Le soir, pas de fièvre. T. A. 38,2. 25 octobre. — 37,6 le matin.

Les jours suivants la température se maintient constamment normale.

La malade n'a pas encore été délivrée de son appareil.

Obs. X. — Double genu valgum chez une rachitique.

Claisse, Marie-Antoinette, entre le 21 avril 1876 dans le service de M. Gosselin, à la Charité. Cette jeune fille, encore pensionnaire, offre des traces anciennes de rachitisme ; ses tibias sont droits, mais ses fémurs, surtout le gauche, sont incurvés et la grande lèvre gauche descend plus bas que la droite. Elle n'a pas eu de maladie grave et a une bonne constitution quoiqu'un peu strumeuse ; vers l'âge de 10 ou 11 ans elle a en effet présenté de la gourme sur la tète et des glandes au cou.

Il y a six mois, sans cause appréciable. elle s'aperçut que ses jambes se déviaient en dehors ; depuis ce moment là la déformation n'a fait que s'accroître sans jamais s'accompagner de douleurs ; la malade n'accuse qu'un peu de gêne dans la marche.

Aujourd'hui l'on constate que les deux jambes sont déviées en dehors, la gauche plus que la droite. Le genou est parfaitement sain ; les pieds, surtout le gauche, sont tournés en dedans. — L'écartement bi-malléolaire est de 21 centimètres environ.

La malade, examinée deux jours après son entrée, n'offre ni contracture des biceps fémoraux, ni rétraction appréciable du ligament latéral externe. — Il n'existe pas de mouvements latéraux dans l'articulation. Dans la flexion de la jambe on sent la saillie considérable du condyle interne du fémur.

Le genou exécute sans douleur tous ses mouvements habituels ; pas d'atrophie des membres.

La malade n'a jamais eu d'entorse ni d'hydarthrose depuis le début de la déformation. Elle marche en boitant à cause du raccourcissement plus grand de son membre gauche que de son membre droit.

27 avril. — Opération des deux membres par M. Tillaux suivant son procédé. Quelques petits craquements se font entendre. — Le redressement est parfait. — Appareil ouaté et silicaté avec attelles.

Les deux menbres étant redressés on constate que le gauche est plus court que le droit, ce qui tient à l'incurvation du fémur gauche. (La malade a eu du rachitisme dans son enfance, du genu valgum dans son dolescence. — Tillaux.)

L'opération semble avoir produit le décollement épiphysaire des fémurs.

28 avril. — L'appareil du membre gauche trop serré occasionne de vives douleurs. On le défait et on lui substitue un appareil plâtré.

27 juin. — L'appareil est défait. Peau absolument normale. Les genoux ne présentent aucun signe d'arthrite ni d'hydarthrose. — Les deux membres inférieurs sont dans la rectitude et les malléoles internes arrivent à un contact absolu.—La différence de longueur de deux membres, due à l'incurvation du fémur gauche, est de 1 centimètre.

Il n'a pas de mouvements latéraux au niveau des genoux, mais la pression est douloureuse sur un point limité des condyles externes, environ à 4 centimètres au-dessus de l'interligne. C'est la seule trace du traumatisme; la pression est indolore sur les autres points du genou.

Raideur assez considérable des deux genoux; la flexion est impossible.

Au bout de quelques jours, la jeune malade a récupéré tous ces mouvements; elle sort parfaitement guérie.